ForwardVerlag

ALEXANDER SROKOVSKYI

# SCHMERZFREI 2.0

## Der Vitalitäts-Code

In 3 Minuten täglich
fit und leistungsfähig
bis ins hohe Alter

ForwardVerlag

Die in diesem Buch vorgestellten Übungen wurden vom Autor sorgfältig geprüft und haben sich in der Praxis bewährt. Da jeder Mensch für sich besonders ist, können wir allerdings Ergebnisse nicht garantieren. Der Verlag und der Autor schließen jegliche Haftung für Gesundheits- und Personenschäden aus.

Neuausgabe

Ein Imprint der Verlagsgruppe
StudyHelp GmbH, Paderborn


Abbildungen im Innenteil: Alle Übungs-Illustrationen von iPlena;
Hintergrund-Verlauf (mehrfach) PongMoji / Shutterstock.com;
S. 37 iStock / Nerthuz; S. 44 gettyimages /
Science Photo Library / SebastianKaulitzki; S. 50 gettyimages /
Science Photo Library / FernandoDaCunha;
S. 79 iStock / libre de dorit; S. 234 Anastasia Kruk
Satz und Layout: Adobe InDesign im Verlag
Druck und Bindung: mediaprint solutions GmbH
ISBN 978-3-98755-138-3

# Inhaltsverzeichnis

# Vorwort

Stellen Sie sich vor, Sie wachen jeden Morgen auf – ohne Schmerzen, ohne Verspannungen, voller Energie und Lebensfreude. Ein Leben, in dem Sie sich jugendlich, stark und vital fühlen, unabhängig von Ihrem Alter.

In unserer hektischen Welt, in der Schmerzen, Erschöpfung und Stress zur Normalität vieler Menschen geworden sind, möchte ich Ihnen zeigen, dass es auch anders geht – mit nur 3 Minuten täglich.

Vielleicht kennen Sie dieses Gefühl: Der Tag hat kaum begonnen, und doch spüren Sie schon die ersten Verspannungen, fühlen sich ausgelaugt und müde. Sie träumen von mehr Energie, besserer Gesundheit und einem Leben ohne Schmerzen. Doch stattdessen fühlen Sie sich oft, als würden Sie in einem Kreislauf feststecken, der Ihnen die Lebensfreude raubt.

Ich weiß, wie sich Schmerzen anfühlen. Schon als Kind kämpfte ich mit einer schweren Skoliose. Die Ärzte wollten mich in ein Korsett zwängen, das ich zehn Jahre lang tragen sollte. Doch meine Mutter entschied sich, einen anderen Weg zu gehen und brachte mich in ein intensives „Skoliose-Bootcamp". Dort lernte ich früh, was es bedeutet, Schmerzen zu überwinden und meinen Körper zu verstehen. Diese Erfahrung prägte mein Leben und führte mich auf die Suche nach wirklichen Lösungen – Lösungen, die einfach, effektiv und nachhaltig sind.

Dieses Buch ist nicht nur ein weiterer Gesundheitsratgeber – es ist Ihr persönlicher Leitfaden zu nachhaltiger Vitalität. Egal, ob Sie seit Jahren unter chronischen Schmerzen leiden oder präventiv handeln möchten: Bereits 3 Minuten täglich reichen aus, um spürbare Veränderungen zu erzielen.

## Warum ich mir sicher bin, dass dieses Buch Ihr Leben verändern wird

Schmerzen und Entzündungen sind keine Feinde. Sie sind wertvolle Signale Ihres Körpers, die Ihnen sagen, dass etwas aus dem Gleichgewicht geraten ist. Die moderne Medizin neigt dazu, diese Signale einfach zum Schweigen zu bringen – mit Medikamenten oder sogar Operationen. Doch was wäre, wenn Sie lernen könnten, diese Signale zu verstehen und zu nutzen? Was, wenn Sie die Kontrolle zurückgewinnen könnten, ohne auf kostspielige Behandlungen oder langwierige Trainingsprogramme angewiesen zu sein?

Was dieses Buch für Sie tun kann:

- Sofort anwendbare Techniken zur effektiven Lösung von Verspannungen und zur Linderung von Schmerzen – zeitsparend und alltagstauglich.
- Essentielle Ernährungstipps, die Entzündungen reduzieren und Ihre Vitalität steigern.
- Atemtechniken und Meditation, die nicht nur Ihre Muskulatur stärken, sondern auch Ihre mentale Stärke fördern.
- Exklusive QR-Codes zu Übungsvideos, die Ihnen helfen, die Techniken schnell und einfach anzuwenden.

War Ihnen bewusst, dass die gesetzlichen Krankenkassen in Deutschland jede Minute 88.000 € ausgeben – aber nur 8 € davon für Prävention? Es wird viel zu oft operiert und viel zu wenig in präventive Maßnahmen investiert. Dabei liegt der Schlüssel zu einem schmerzfreien und vitalen Leben in Ihrer eigenen Hand.

Dieses Buch ist weit mehr als eine Anleitung zur Schmerzfreiheit. Es ist eine Einladung, Ihr Leben in nur 66 Tagen zu transformieren – hin zu mehr Energie, Vitalität und Lebensfreude.

Ob Sie gestresster Berufstätiger, Elternteil, chronischer Schmerzpatient oder einfach nur gesundheitsbewusst sind – dieses Buch ist für all jene, die ihr Leben selbst in die Hand nehmen möchten.

Die Methoden und Techniken, die ich hier mit Ihnen teile, basieren auf jahrzehntelanger Erfahrung und wissenschaftlich fundierten Erkenntnissen, die ich erfolgreich in meinen Praxen anwende.

Schmerzen sind nicht das Ende – sie sind ein Anfang. Sie sind der Weckruf Ihres Körpers, Ihnen zu zeigen, dass Sie mehr für sich tun können. Ich lade Sie ein, die Kontrolle über Ihre Gesundheit zu übernehmen und sich auf die beste Reise Ihres Lebens zu begeben.

Lassen Sie uns gemeinsam diesen Weg gehen. Bereits 3 Minuten täglich reichen aus. Sind Sie bereit?

Möchten Sie das Vorwort noch einmal persönlich hören? Scannen Sie hier:

Vorwort

# 1

# WARUM SIE SICH KEINESFALLS MIT SCHMERZEN ABFINDEN SOLLTEN

## Was Sie über Schmerzen wissen sollten

Haben Sie schon einmal auf eine heiße Herdplatte gefasst? Dann wissen Sie, was Schmerzen bedeuten: ein Warnsignal des Körpers. Ohne Schmerzen hätten Sie Ihre Hand nicht reflexartig von der Herdplatte gezogen und die Verbrennungen an den Fingern wären deutlich schlimmer ausgefallen. Die Nozizeptoren (Schmerzrezeptoren) in Ihrem Körper sorgen also für die Gesunderhaltung körperlicher Strukturen. Doch leider sehen zu viele Menschen Schmerzen nicht als etwas Nützliches an, sondern als ein Ärgernis, ein Leiden, das es zu bekämpfen gilt, sei es durch Schmerztabletten, Krampflöser oder ähnliche Medikamente. Oder fast noch schlimmer: Sie sehen Schmerzen als etwas, mit dem sie eben leben müssen.

## Zum Glück haben wir Schmerzen

Stellen Sie sich vor, in Ihrem Auto leuchtet ein Warnlämpchen auf. Was würden Sie tun? Natürlich kann man so ein Lämpchen mal ignorieren. Vielleicht geht es ja auch von allein wieder aus, denken Sie sich. Wahrscheinlicher ist aber, dass die Fahrt zur Werkstatt angesagt ist. Wird das Warnlämpchen missachtet, kommt es wohl zum Motor- oder einem sonstigen Schaden.

Ähnlich funktioniert auch der Körper: Schmerzen sind die Warnlampen, die er anknipst, um Ihnen zu signalisieren, dass etwas nicht stimmt. Viel zu oft werden Schmerzen ignoriert, beiseitegeschoben oder durch Tabletten ausgeschaltet. Dabei sind sie Frühwarnzeichen. Aufhorchen ist angesagt. Selbst leichtes Zwicken oder Stechen sind Hinweise darauf, dass im Körper ein Problem besteht. Je früher Sie dieses erkennen, desto einfacher können Sie es beheben. Werden die Anzeichen stattdessen ignoriert, kommt es womöglich irgendwann zu einem größeren Problem, das deutlich schwieriger zu überwinden ist, aber leicht hätte vermieden werden können.

Deshalb möchte ich Ihnen zeigen, wie Sie bereits geringfügige Schmerzen richtig deuten.

**Schmerzen sind die Warnlampen, die Ihr Körper anknipst, um Ihnen zu signalisieren, dass etwas nicht stimmt.**

Oft fällt es schwer, frühzeitig einen Experten aufzusuchen. Sie halten es vielleicht für unnötig, für Zeit- und Geldverschwendung. Selbst wenn Sie sich für die Ursache Ihrer Schmerzen interessieren, ist es wesentlich wahrscheinlicher, dass Sie die Weiten des Internets zurate ziehen und versuchen, selbst eine Lösung für das Problem zu finden. Das kann klappen, muss es aber nicht. Oft genug haben Eigendiagnosen auch alles noch schlimmer gemacht. Im Endeffekt kann nur eine fundierte Analyse zweifelsfrei feststellen, was in Ihrem Körper vorgeht, und nur eine Expertin oder ein Experte kann frühzeitig Empfehlungen geben, wie Sie Ihren Lebensstil entsprechend verbessern können.

Ich hatte einmal einen Patienten, der dieses Prinzip verstand; denn als ich ihn fragte, wo es denn wehtut, meinte er: »Eigentlich gar nicht. Aber ich hatte das Gefühl, ich sollte mal herkommen.« Dieses Gefühl hat ihn nicht getäuscht: Nach einer ganzheitlichen Analyse stellte ich fest, dass Asymmetrien in seinem Körper früher oder später Probleme bereitet hätten. Durch eine frühzeitige Intervention konnte ihm deutlich einfacher und schneller geholfen werden.

Leider habe ich solcherart Patientinnen und Patienten viel zu selten. Den meisten von uns fehlt dieses Gefühl für den eigenen Körper. Da werden Warnsignale ignoriert, Lämpchen ausgeschaltet, und es wird bis zum letzten Moment gewartet, wenn es fast zu spät ist, um noch etwas zu tun.

Vielleicht denken auch Sie, ein bisschen Schmerz hier und da sei normal. Schmerz ist nie normal. Wie gesagt: Der Körper teilt Ihnen durch Schmerzen etwas mit und signalisiert mit ihnen stets, dass etwas nicht stimmt.

**Schmerz ist nie normal.**

Nehmen wir als Beispiel einen Bandscheibenvorfall: Bei einer Fehlstellung der Wirbel drückt die Bandscheibe auf den Nerv, der Nerv strahlt aus, und Sie spüren Schmerzen – und das ist gut so. Stellen Sie sich vor, der

Schmerz würde ausbleiben. Sie würden wie gehabt weitermachen, und der Bandscheibenvorfall würde schlimmer und schlimmer werden. Im schlimmsten Fall entsteht so ein neurologischer Ausfall der Muskulatur, die der gedrückte Nerv innerviert, also versorgt. Das kann Taubheitsgefühle verursachen, aber auch eine vollständige Lähmung.

Der Schmerz bei einem Bandscheibenvorfall ist also eine enorm nützliche Funktion des Körpers und sollte Anlass dazu sein, die Fehlstellung zu beseitigen, die ihn ausgelöst hat. Dadurch steht der Schmerz am Anfang eines gesünderen Lebensstils!

Sie sehen also: Schmerzen lehren Sie, Dinge in Ihrem Leben zu verbessern. Dabei ist es wichtig, sich klar zu werden, dass jedem Körper geholfen werden kann.

Einmal kam eine Patientin zu einer Erstberatung zu mir und erzählte, dass sie bereits alles Mögliche versucht habe. Sie berichtete mir von ihrer vierbogigen Skoliose, einer mehrfachen Schiefstellung der Wirbelsäule, und davon, wie unwohl und instabil sie sich fühle. Sie wechselte von einer Haltung in die andere, und es war offensichtlich, wie schwer es ihr fiel, einen bequemen Stand zu finden. Ich erklärte ihr, wie wir ganzheitlich versuchen würden, die Ursachen ihrer Symptome zu finden. Denn nicht jede Diagnose ist in Stein gemeißelt und unveränderlich – selbst eine vierbogige Skoliose lässt sich je nach Ausgangslage verbessern. Die Schmerzen, derentwegen sie eigentlich zu mir gekommen war, waren dabei tatsächlich gar nicht so relevant. Vielmehr galt es, über die Schmerzen hinaus die Ursachen zu finden und diese zu lösen.

Eine lokale Schmerzbehandlung bringt fast nie langfristige Erleichterung. Die eigentliche Therapie beginnt vor dem Schmerzpunkt, in den Strukturen, welche die Schmerzen auslösen. Der Schmerz ist nicht das Problem. Dieses Verständnis und das Verstehen des Entstehungsprozesses ihrer Schmerzen waren bei dieser Patientin der ausschlaggebende Punkt zur erfolgreichen Therapie. Denn erst dieses Verständnis ermöglichte es ihr, ihren Lebensstil dahin gehend zu verbessern, dass die Ursachen der Schmerzen gelindert wurden.

Schmerz ist immer real – es gibt keinen unechten Schmerz. Er ist aber nie etwas, mit dem Sie sich abfinden müssen. Sobald Sie Schmerz als etwas Positives wahrnehmen, kann er Ihnen zu einem besseren Leben verhelfen.

# Warum eine Schmerzbehandlung bei Schmerzen nicht sinnvoll ist

Was für die Patientin mit der vierbogigen Skoliose galt, stimmt auch in fast allen anderen Fällen, und zwar, dass die Schmerzen selbst nicht der Fokus der Behandlung sein sollten.

Es mag verlockend erscheinen, sich in der Therapie ausschließlich auf die Schmerzen und den Bereich, an dem sie auftreten, zu konzentrieren. Sind dann die Beschwerden nach der Behandlung gelindert, scheint das die Herangehensweise ja auch zu rechtfertigen. Eine Therapie, die sich aber ausschließlich auf die Behandlung der Schmerzen konzentriert, ignoriert, dass diese nur ein Symptom darstellen, also das äußere Anzeichen für ein tiefer liegendes Problem. Der eigentliche Auslöser liegt fast immer tiefer, beispielsweise in der Ungleichbelastung körperlicher Strukturen.

Das bedeutet nicht, dass es einfach ist, die Ursache von Schmerzen zu finden. Unser Wissen um den menschlichen Körper steckt noch immer in den Kinderschuhen. Ständig kommen neue Erkenntnisse hinzu, die alte Ansichten ergänzen oder auch völlig überholen.

So erfahren wir auch immer mehr darüber, wie ein Teil des Körpers einen anderen beeinflusst – vom Kiefer zur Hüfte und vom Zeh zum Scheitel. Die Zusammenhänge im Körper sind dabei so stark ausgeprägt, dass sich eine Fehlfunktion selbst des kleinsten Teils enorm auf andere Bereiche auswirken kann. Der Körper funktioniert wie ein Schweizer Uhrwerk: Fehlt nur ein Zahnrädchen, funktioniert das gesamte System nicht mehr richtig.

Eine holistische Herangehensweise ist daher stets der Weg zum Ziel und die einzige Art und Weise, wie Ursachen von Schmerzen erfolgreich ermittelt werden können. »Holistisch« bedeutet »ganzheitlich«: Der Körper wird also nicht in seinen einzelnen Teilen betrachtet, sondern vielmehr als Gesamtsystem mit all seinen Wechselwirkungen.

**Der Körper funktioniert wie ein Schweizer Uhrwerk: Fehlt nur ein Zahnrädchen, funktioniert das gesamte System nicht mehr richtig.**

Die meisten Patienten, die zu mir kommen, bringen ihre eigenen Erklärungsversuche mit und glauben nicht selten bereits zu wissen, was ihre Schmerzen auslöst. Das Problem dabei ist, dass diese Erklärungsversuche fast nie ganzheitlich sind. Da wird eine einzelne Diagnose gestellt, die alles zu erklären scheint und an der sich der Patient festhalten kann. Das ist auch einfacher zu verstehen und suggeriert einen schnellen Weg zur Lösung des Problems und zur Linderung der Leiden.

Doch nur holistische Herangehensweisen können den Ursachen wirklich auf den Grund gehen – manchmal bedeutet das aber auch, dass die Suche frustrierend viel Zeit in Anspruch nehmen kann, insbesondere wenn man an Ärztinnen und Therapeuten gerät, die wenig Erfahrung im ganzheitlichen Denken haben.

So hatte ich einst einen jungen Unternehmer in einer meiner Praxen, der bereits dreißig erfolglose Behandlungen in verschiedenen Praxen durchlaufen hatte und noch immer unter enormen Rückenschmerzen litt. Er war verständlicherweise mit seiner Geduld am Ende und kurz davor aufzugeben. Mithilfe einer holistischen Behandlung, die sich nicht auf die Rückenschmerzen selbst konzentrierte, sondern auf ihre Ursache, sowie mit dem richtigen Verständnis konnte ihm in nur einer einzigen Behandlung jeglicher Schmerz genommen werden – ohne an der eigentlich schmerzenden Stelle zu arbeiten.

Eine Behandlung, die sich nur auf die direkte Linderung der Schmerzen konzentriert und die Zusammenhänge im Körper außer Acht lässt, kann niemals nachhaltig sein. Wenn nichts gegen die tiefer liegenden Ursachen getan wird, ziehen sich die Schmerzen letztendlich nur in die Länge. Wird der Körper hingegen in seiner Gesamtheit betrachtet mit all den verschiedenen Wechselwirkungen, ist dies zwar aufwendiger, aber auch der einzige Weg zu langfristigem Erfolg.

# Weshalb Schmerztabletten keine Rückenschmerzen lösen

Genauso wie eine Schmerzbehandlung allein meist keinen Sinn ergibt, so tun Sie sich auch mit dem Einsatz von Schmerztabletten oft keinen Gefallen. Im Fall von Rückenschmerzen ist dabei sogar Vorsicht angesagt.

Rückenschmerzen, insbesondere im unteren Rücken, sind in Deutschland eines der am weitesten verbreiteten Volksleiden und einer der häufigsten Gründe, warum Patienten zu mir kommen. Dabei herrscht noch immer der Irrglaube, dass viele Rückenschmerzen keine wirkliche Ursache haben und von allein abklingen. Zur Überbrückung dieser Wartezeit sind Schmerztabletten mittlerweile gang und gäbe. Was viele nicht wissen: Schmerztabletten bleiben bei Rückenschmerzen fast gänzlich wirkungslos und können sogar mehr schaden als helfen.

**Schmerztabletten bleiben bei Rückenschmerzen fast gänzlich wirkungslos und können sogar mehr schaden als helfen.**

Zu diesem Ergebnis kamen mehrere Studien, die sich mit dem Einsatz von Schmerztabletten bei Rückenschmerzen befassten (Chou et al. 2017, Machado et al. 2015, Zittlau 2015). Zahlreiche verschiedene Wirkstoffe wurden untersucht, darunter auch Klassiker wie Ibuprofen und Paracetamol. Die Schmerztabletten zeigten bei Rückenschmerzen so gut wie keine Wirkung, lösten aber bei einer Vielzahl der Patientinnen und Patienten teils schwerwiegende Nebenwirkungen wie Magengeschwüre und Rektalblutungen aus. Selbst die schmerzstillende Wirkung von Placebos (Scheinmedikamenten) war im Vergleich höher als die der Schmerztabletten.

Genau wie eine Schmerztherapie, die sich lediglich auf die lokalen Schmerzen konzentriert und die tiefer liegenden Ursachen außer Acht lässt, so sind auch Schmerztabletten bei Rückenschmerzen keine Lösung des eigentlichen Problems. Rückenschmerzen verhalten sich wie andere Schmerzen auch: Sie sind meist ein Zeichen für Fehlstellungen, falsche Belastung oder ungesunde Haltung, aber auch eine Krankheit kann diese auslösen. Selbst wenn sie teilweise von allein wieder verschwinden, ist es stets sinnvoll, ihre Ursache abklären zu lassen, um sicherzustellen, dass sie nicht wiederkommen, und auszuschließen, dass der Körper dauerhaft Schaden nimmt. Der Einsatz von Schmerzmitteln hat bei Rückenschmerzen also keinen Platz. Nicht nur bleibt die erhoffte Wirkung aus, sondern es kann auch zu weiteren Verletzungen kommen, wie Sie im Folgenden erfahren.

## Wie Schmerztabletten das Verletzungsrisiko erhöhen

Viele meiner Patienten, darunter zahlreiche Sportler, greifen auf Schmerztabletten zurück, um im Alltag leistungsfähiger zu sein. Vielleicht haben Sie das auch schon einmal gemacht: den Schmerz unterdrückt, damit er nicht stört und man wie gehabt weitermachen kann. Das ist in gewisser Weise verständlich. Der Leistungsdruck in der Gesellschaft lässt einen Ausfall aufgrund von Schmerzen oft nicht zu. Da muss der Körper einfach funktionieren und arbeiten. Dass dies auf Dauer nicht gut gehen kann, muss ich Ihnen wahrscheinlich nicht sagen.

Schmerzmittel an sich sind nichts Schlechtes und haben ihre spezifischen Einsatzgebiete. So ist die Einnahme nach einer Operation beispielsweise sinnvoll, da sie für den Heilungsprozess förderlich sind. Für den Körper ist eine Operation wie ein schwerer Unfall, an den er sich nicht erinnern kann. Unser Körper erkennt nicht, dass der gesamte Eingriff beabsichtigt war. Daher kann es nach einer Operation zu Überreaktionen des Immunsystems und in der Folge zu Entzündungen kommen. Bestimmte Schmerzmittel tragen dann dazu bei, ihn schneller in einen geregelten Heilungszustand zu bringen.

Darüber hinaus sollten Schmerzmittel jedoch nur als Hilfsmittel fungieren, wenn parallel etwas gegen die Ursache des Schmerzes getan wird oder bereits getan wurde. Denn Schmerztabletten oder Schmerzmittel hindern den Schmerzreiz daran, das Gehirn zu erreichen, indem sie unter anderem Rezeptoren oder Transmitter hemmen. Der Schmerz erreicht das Gehirn also nicht mehr – die Ursache für den Schmerz ist aber natürlich weiterhin präsent.

Schmerzmittel sollten daher niemals eine Alltagswaffe darstellen, um besser funktionieren zu können. Das kann sogar sehr gefährlich werden! Wie gesagt sind Schmerzen Warnsignale. Werden sie unterdrückt, kann der Körper dem Gehirn nicht mehr mitteilen, wo es Probleme gibt. Das steigert das Verletzungsrisiko enorm, insbesondere bei Sportlern.

**Ihr Körper möchte Ihnen etwas mitteilen, und Sie erteilen ihm Redeverbot.**

So verursacht beispielsweise ein Schultergelenk in Fehlstellung Schmerzen, sei es durch Abrieb, Entzündung oder Überdehnung. Werden diese Schmerzen ignoriert oder durch Schmerzmittel unterdrückt, kommt es über kurz oder lang zur tatsächlichen Verletzung wie einem Sehnenriss. Dabei lassen sich insbesondere Schultergelenke recht einfach behandeln – vorausgesetzt, die Warnsignale werden frühzeitig beachtet.

Hinzu kommen weitere Aspekte von Schmerzmitteln, die oft nicht berücksichtigt werden: So ist ein wichtiger Punkt beispielsweise die Fähigkeit von Schmerzmitteln, die Nervenleitfähigkeit zu beeinträchtigen. Nur so können sie ihre schmerzstillende Wirkung entfalten, bewirken aber auch eine Schwächung der gesamten Propriozeption. Das ist die Fähigkeit, den eigenen Körper und seine Position im Raum beurteilen zu können, also wahrzunehmen, wo sich der eigene Körper befindet. Wenn Sie die Augen schließen und Ihren Arm parallel zum Boden anheben, dann wissen Sie, dass Ihr Arm dort ist, ohne hinsehen zu müssen. Bestimmte Rezeptoren (Propriozeptoren) in Ihren Muskeln, Gelenken und Sehnen teilen Ihnen diesen Umstand mit.

Indem sich Schmerzmittel schwächend auf die Propriozeption auswirken, verliert der Körper einen Teil dieser Fähigkeit. Die Nerven können den Muskeln schlicht weniger schnell Informationen überbringen, wenn sie unter dem Einfluss von Schmerzmitteln stehen. Sportlich Aktive fühlen dann also nicht nur weniger Schmerzen, der Körper insgesamt ist weniger stabil. Bewegungen werden nun etwas unkoordinierter und nützliche Reflexe ein wenig langsamer.

Durch all diese Effekte steigern Schmerztabletten das Verletzungsrisiko; und wenn eine Verletzung eintritt, hat der Körper Probleme, das dem Gehirn mitzuteilen. Wer Schmerzmittel einnimmt, lässt eine der wichtigsten Stimmen seines Körpers verstummen. Schmerzmittel, die bei alltäglichen Beschwerden oder zur Leistungssteigerung eingenommen werden, sind also tatsächlich Hindernisse auf dem Weg zu einem gesunden Leben.

## Finden Sie sich nie mit Schmerzen ab

Der Verzicht auf Schmerzmittel bedeutet in der Folge allerdings nicht, dass Sie mit Schmerzen leben müssen. Der oben erwähnte junge Unternehmer war nahe daran, aufzugeben und die Schlacht gegen den Schmerz als verloren zu erklären. Insbesondere wenn die Ursachensuche länger andauert oder auch wenn Schmerzen als geringfügig abgetan werden, weil sie zum Beispiel nur in bestimmten Momenten auftreten, kommt es nicht selten vor, dass sich Menschen mit ihren Schmerzen abfinden und sich auf Dauer sogar an sie gewöhnen.

Vielleicht kennen Sie das auch: Wenn Sie vom Sofa aufstehen, zwickt es da manchmal im Knie? Oder schmerzt eventuell der Rücken ein wenig, wenn Sie etwas aufheben? Denken Sie dann: »Ach, das ist normal. Das vergeht sicher von allein«? Dann tappen auch Sie in diese Falle.

Man kann es nicht oft genug sagen: Bereits geringfügige Schmerzen sind Anzeichen dafür, dass etwas im Körper fehlgestellt ist. Je eher man sich um die Ursache der Schmerzen kümmert, desto einfacher lassen sie sich beheben. Je länger ein Schaden hingegen besteht, umso länger dauert im Normalfall auch die Heilung. Insbesondere für jüngere Menschen ist es wichtig, dieses Verständnis zu entwickeln: Schmerzen teilen dem Gehirn mit, dass der Körper gerade Schaden nimmt. Um zu verhindern, dass dieser sich manifestiert, ist ein frühzeitiges Eingreifen erforderlich.

Auch gibt es immer einen Weg, selbst starke und chronische Schmerzen mit den richtigen Methoden nachhaltig zu lindern. Sie sollten sich niemals vom Schmerz kontrollieren lassen und stattdessen danach streben, den Schmerz zu kontrollieren. Besteht ein Schmerz bereits seit langer Zeit, dauert es auch länger, ihn zu lindern oder zu beheben, aber es gibt immer eine Möglichkeit, wie man an dem Beispiel des jungen Unternehmers sieht. Es ist niemals die richtige Wahl, sich dem Schmerz zu ergeben.

**Sie sollten sich niemals vom Schmerz kontrollieren lassen und stattdessen danach streben, den Schmerz zu kontrollieren.**

Auch zu denken: »Ich werde eben alt«, ist so nicht richtig. Zwar finden mit zunehmendem Alter Veränderungen im Körper statt, was ein natürlicher Prozess ist, Schmerz gehört aber nicht dazu. Nur weil Sie älter werden, bedeutet das keineswegs, dass Sie deshalb Schmerzen erleiden müssen. Egal, welchen Alters der Körper ist, Schmerzen sind immer ein Signal, das beachtet werden will. Ihre Lebensqualität hängt keineswegs von der Zahl der Lebensjahre ab.

Das heißt im Klartext, dass Sie sich niemals mit Schmerzen abfinden sollten – gleich, ob diese gerade erst eingesetzt haben oder bereits seit Langem bestehen, und gleich, wie alt Sie sind. Sie sollten immer prüfen, was die Schmerzen verursacht und was Sie tun können, um weniger unter ihnen zu leiden.

So, wie es ein Volksmythos ist, dass der Schmerz automatisch und unweigerlich mit dem Älterwerden kommt, so gibt es noch viele weitere Mythen rund um Schmerzen. Im Folgenden möchte ich einige davon entlarven.

# 2

# SCHMERZMYTHEN AUFGEDECKT

# Warum Bettruhe das Schlimmste ist, was einem verordnet werden kann

Wenn Bewegung schmerzt, scheint es sinnvoll zu sein, den Körper ruhigzustellen. Stimmt der Arzt dem auch noch zu, steht der Bettruhe nichts mehr im Weg. Mit ebendieser tun Sie sich und Ihrem Körper aber keinen Gefallen.

Sie kennen sicher den Ausdruck »Bewegung schmiert die Gelenke«. Diese Volksweisheit trifft den Nagel auf den Kopf, denn nur durch ihre Bewegung bleiben Gelenke gesund und leistungsfähig. Woran liegt das? Die meisten Menschen sind der falschen Überzeugung, Gelenke seien durchblutet. Daraus würde folgen, dass ein Gelenk durch den Blutfluss automatisch mit allem versorgt wird, was es braucht. Belastung wäre dementsprechend nicht notwendig.

Knorpelgewebe, ein wichtiger Bestandteil der Gelenke, wird jedoch nicht durchblutet – das ist auch der Grund, warum es in Anatomiebüchern weiß dargestellt wird. Stattdessen verhält es sich ähnlich wie ein Schwamm: Bei Bewegung wird es durch Druck und Zug immer wieder ausgedrückt und neu befüllt. Nährstoffarme Zellflüssigkeit wird dabei ausgespült und durch neue ersetzt. Diesen Vorgang bezeichnet man als »Diffusion«, und er ist die einzige Möglichkeit, wie der Knorpel mit allen lebensnotwendigen Stoffen versorgt werden kann.

Fällt die Bewegung, also das Ausdrücken und Neubefüllen, weg, entsteht ein Mangel im Gewebe. Bettruhe schafft genau solch eine Situation.

Bettruhe ist aber nicht nur für die Gelenke schlecht, sie verzögert auch die Heilung, erhöht die Wahrscheinlichkeit, dass Schmerzen chronisch werden, lässt die Muskeln schwinden und steigert das Thromboserisiko.

Trotzdem halten viele Menschen sie nach einer Verletzung für unumgänglich.

So zum Beispiel eine Patientin, die aufgrund ihres gebrochenen Zehs nicht mehr wie üblich spazieren ging. Insbesondere die Füße sind jedoch oft schlecht durchblutet, und nur Bewegung sorgt, wie angesprochen, für die nötige Nährstoffzufuhr. Diese Nährstoffe erhalten nicht nur die Gesundheit, sie sind auch für eine raschere Heilung ausschlaggebend. Ohne Bewegung dauert die Genesung dementsprechend deutlich länger. Im Fall dieser Patientin waren also Übungen und das Abrollen der Füße, ohne den Zeh zu belasten – auch wenn es auf den ersten Blick kontraproduktiv erscheint –, ein wortwörtlicher Schritt zur schnelleren Genesung.

> **»Bewegung schmiert die Gelenke.«**

Gelenke brauchen die Belastung, also Druck und Zug – Schonen bewirkt eher das Gegenteil von Gesundwerden. Selbst bei Verletzungen wie einem Bandscheibenvorfall ist sanfte Bewegung wichtig, um die Knorpel ausreichend zu versorgen. Anderenfalls dauert nicht nur der Heilungsprozess länger, es besteht sogar die Gefahr chronischer Schmerzen oder einer Thrombose, also eines Blutgerinnsels in einem Blutgefäß.

Sanfte Bewegung ist der schnellste Weg zur Besserung, vorzugsweise mittels der Bewegungen, die einem Spaß machen. Wer beispielsweise gern schwimmt oder Nordic Walking macht, kann vorsichtig wieder damit anfangen. Freude an Bewegung und die Bewegung selbst helfen so nicht nur der körperlichen, sondern auch der geistigen Gesundheit.

Das bedeutet nicht, dass der Körper von null auf hundert belastet werden sollte – weder nach einer Verletzung noch unter normalen Umständen. Jemand, der bislang nie gejoggt ist und dann versucht, einen Marathon zu laufen, tut sich und seinen Gelenken keinen Gefallen, das sagt Ihnen bereits Ihr gesunder Menschenverstand. Genauso verhält es sich auch mit jemandem, der den gesamten Tag nahezu bewegungslos im Büro verbracht hat und nach Feierabend 8 Kilometer laufen gehen will.

Sie können den Körper hier mit einem Auto vergleichen: Stellen Sie sich vor, Sie starten Ihren Wagen bei einer Außentemperatur von minus 20 Grad Celsius und gehen direkt auf 8000 Umdrehungen pro Minute. Was macht das wohl mit dem Getriebe? Das kann viele Male gut gehen, fordert auf Dauer aber Schäden heraus, die bei ordentlichem Aufwärmen ausbleiben würden. So ergeht es auch dem Körper, weshalb es wichtig ist, sich auf bevorstehende Bewegung vorzubereiten und die notwendigen Strukturen im Körper auf die Belastung einzustellen. Wie eine solche Vorbereitung aussehen kann, lesen Sie im nächsten Kapitel (siehe Seite 49 ff.).

All diese Punkte sind kein Geheimnis, und auch in der Medizin weiß man inzwischen, dass Bewegung beinah so wichtig ist wie Atmen. Dennoch empfehlen zahlreiche Ärztinnen und Ärzte noch immer Bettruhe und Schonung nach Verletzungen. Hierfür gibt es viele verschiedene Gründe. Einer davon liegt im Gesundheitssystem, insbesondere dem kassenärztlichen. Leider ist es so, dass aufgrund der kurzen Behandlungszeiten, die von den Krankenkassen vorgegeben werden, den Ärzten häufig schlichtweg die Zeit fehlt, dem jeweiligen Problem der Patientin ausführlicher auf den Grund zu gehen. Um nicht etwas Falsches zu verschreiben, wird daher im Zweifelsfall sicherheitshalber Bettruhe verordnet. Das ist natürlich besser als eine Fehlbehandlung, also das kleinere Übel, für die Genesung jedoch wenig hilfreich. Umso wichtiger ist es für Sie persönlich, dass Sie ein gutes Körpergefühl und Verständnis für die Vorgänge in Ihrem Körper entwickeln und in Bewegung bleiben.

## Die Wahrheit über Arthrose

Sie wissen nun, dass Bewegung elementar für einen gesunden Körper ist. Das bedeutet auch, dass ein Mangel an Bewegung verschiedenste Konsequenzen mit sich bringt, die Sie möglicherweise überraschen werden. Eine dieser Konsequenzen ist die Arthrose. Wie kann das aber sein? Resultiert Arthrose nicht aus zu viel Bewegung? Einer der am weitesten verbreiteten Mythen über die Entstehung von Arthrose besagt, dass sie durch Überlastung verursacht wird. Während Arthrose tatsächlich etwas mit Knorpelabrieb zu tun hat, liegt ihr Entstehungszeitpunkt doch deutlich früher.

Die häufigsten Symptome, mit denen Patienten in meine Praxen kommen, sind Schmerzen im Bereich des unteren Rückens. Dort findet sich auch die häufigste Arthrose Deutschlands – nicht wie oft angenommen im Knie oder in der Hüfte, sondern die Arthrose in der Lendenwirbelsäule, von der bereits junge Menschen oft betroffen sind. Arthrose selbst ist noch nicht schlimm, sie bezeichnet lediglich die Abnutzung von Strukturen. Auch tut sie noch nicht weh, da im Knorpel keine Nerven vorhanden sind, die Schmerz melden könnten. Schmerzhaft wird es erst, wenn es in der Folge zur Arthritis kommt, also der aus der Arthrose entstehenden Entzündung.

Sehen wir uns an, was das mit Bewegung zu tun hat: Ist eine Person beispielsweise übergewichtig, besteht ein deutlich höheres Arthroserisiko. Das rührt aber nicht nur vom höheren Körpergewicht und der damit einhergehenden höheren Belastung der Gelenke her, sondern vor allem vom vorhergehenden Bewegungsmangel (Wilhelm 2020, Ramm-Fischer 2019).

Der hauptsächliche Ausgangspunkt für die Entstehung von Arthrose ist also die Unterbelastung. Von wie vielen Profischwimmern haben Sie schon gehört, die an einer Arthrose leiden? Mir sind keine bekannt. Deutlich mehr Menschen leiden unter Arthrose, wenn sie den gesamten Tag unbewegt vor dem Computer verbringen. Überlastung erklärt also die Arthrose nicht. Wie bereits erwähnt, ist Bettruhe das Schlimmste, was Sie Ihren Gelenken antun können. Dies ist auch der Zusammenhang zwischen Bewegungsmangel und Arthrose: Schonung führt letztendlich zu größerer Schädigung.

**Der hauptsächliche Ausgangspunkt für die Entstehung von Arthrose ist die Unterbelastung.**

In den letzten Jahrzehnten, einer Zeit, in der sitzende Tätigkeiten stark zugenommen haben, finden sich auch mehr und mehr degenerative Knorpelveränderungen. Diese entstammen dem bereits erklärten Effekt, den Bewegung auf nicht durchblutete Strukturen hat: Bewegung ist essentiell zur Versorgung dieser Strukturen mit Nährstoffen, und Bewegungsmangel führt zu einer Unterernährung des Knorpels.

Für die Entstehung von Arthrose bedeutet das: Solange die Gelenkknorpel gleichmäßig und vor allem regelmäßig belastet werden, ist die Wahrscheinlichkeit geringer, eine Arthrose zu bekommen – und schon gar keine Arthritis. Hat sich eine Arthrose aber erst einmal entwickelt, ist es kaum möglich, die geschädigten Strukturen wieder aufzubauen oder in ihren Ursprungszustand zurückzubringen. Knorpel regeneriert sich nicht, und eine Arthrose vergeht nicht von allein.

Umso wichtiger ist es, einer Arthrose frühzeitig vorzubeugen, unter anderem zum Beispiel dadurch, dass der Körper auf Belastung vorbereitet wird, damit es gar nicht erst zu einer Überlastung des Knorpels kommt. Folgende vier Punkte sollten Sie daher in Ihrem Alltag beachten:

1. Stehen Sie während einer sitzenden Tätigkeit immer wieder kurz auf und ändern Sie Ihre Haltung, wie es im Kapitel zum Körperhaltungsparadoxon (siehe Seite 76) näher beschrieben ist.
2. Wenn Sie sitzen, stellen Sie Ihre Füße auf eine Fußstütze, um die Lendenwirbelsäule durch die verstärkte Beugung in der Hüfte zu entlasten.
3. Praktizieren Sie regelmäßig einfache Streckübungen. Selbst ein paar Minuten helfen bereits enorm, um die Gelenke zu bewegen und die Knorpel zu stimulieren. Meine Empfehlung für Sie, während Sie dieses Buch lesen: Stehen Sie nach 30 Minuten immer kurz auf, platzieren Sie Ihre Hände hinten auf der Hüfte und strecken Sie sich, während Sie 3-mal tief »in den Bauch« einatmen.
4. Achten Sie während einer stehenden Tätigkeit darauf, die Knie nicht zu überstrecken. Bei durchgestreckten Knien lastet das gesamte Gewicht auf passiven Strukturen, was auf Dauer eine Fehlbelastung der Gelenke und Knorpelschäden nach sich ziehen kann. Hierfür ist es wichtig, die Beinachse zu stabilisieren, indem Sie gezielt Ihre Beckenmuskulatur trainieren, beispielsweise mittels der Übungen am Ende dieses Buches (siehe Seite 153, »Schmerzfreie Knie, Übung 1«).

Einst kam ein Patient zu mir, der mir von all den verschiedenen Sportarten berichtete, die er nun wegen seiner Arthrose nicht länger ausüben könne – kein Skifahren, kein Tennis und Wandern nur noch bergauf. Tatsächlich lag der Grund für seine Arthrose aber nicht in der Belastung durch ebendiese Sportarten, sondern in der mangelnden Vorbereitung seines Körpers auf ebendiese Belastung. Der Bewegungsmangel und damit die Unterbelastung, die dem Sport vorangingen, waren der eigentliche Auslöser seiner Arthrose. Sobald er verstanden hatte, wie er seinen Körper auf Belastung vorbereiten sollte und wie die Versorgung von knorpeligen Strukturen funktioniert, konnte er nicht nur seine Lieblingssportarten wieder ausüben – die Bewegung half ihm sogar bei der Wiedergewinnung eines gesünderen Körpers.

# Wer Entzündungen nicht behebt, stirbt früher

Arthrose wird also für gewöhnlich durch zu wenig vorbereitende Bewegung und anschließende Belastung verursacht. Arthritis ist in der Folge eine Arthrose mit Entzündungserscheinungen, auch als »aktivierte Arthrose« bezeichnet. Der griechische Begriff *árthron* bedeutet »Glied, Gelenk«, und »-itis« ist die in der Medizin typische Endung für Entzündungen bei weiblichen Substantiven. »Arthritis« bezeichnet also eine Entzündung eines Gelenks oder verschiedener Gelenke. Jegliche »-itis« kann dabei noch deutlich mehr auslösen, als Sie vielleicht denken, und Bewegung spielt auch hier eine elementare Rolle.

Eine epidemiologische Studie aus Schweden stellte fest, dass Patienten mit aktivierter Arthrose deutlich häufiger an Herz-Kreislauf-Erkrankungen sterben als die Allgemeinbevölkerung (Turkiewicz et al. 2019). Bei einer Arthrose des Kniegelenks ist die Häufigkeit eines Herztods sogar um nahezu 20 Prozent erhöht. Das liegt insbesondere an zwei Faktoren: Mangelnde Bewegung, durch welche die Arthrose überhaupt erst entstehen konnte, schädigt auch das Herz-Kreislauf-System. Dieses ist durch den Bewegungsmangel sozusagen vorbelastet. Entwickelt sich aus der Arthrose dann eine entzündliche Arthritis, erhöhen sich die Entzündungsfaktoren im Blut. Bei erhöhten Entzündungswerten steigt das Arterioskleroserisiko stark an, die Patientinnen weisen also deutlich häufiger Ablagerungen in den Schlagadern auf. Im schlimmsten Fall führen diese dann zu einer koronaren Herzkrankheit und in der Folge zum Herzinfarkt.

Entzündungen sind im Grunde nichts Schlechtes, sie sind eine Abwehrreaktion, mit der Ihr Körper gegen Reize wie Erreger oder Fremdkörper vorgeht. Gefährlich wird es aber bei chronischen Entzündungen wie rheumatoider Arthritis (RA; umgangssprachlich auch »Rheuma« genannt). Wird der Körper einer chronischen Entzündung nicht Herr, wirkt sie sich auf den gesamten Organismus und viele verschiedene Prozesse im Körper aus, die ihrerseits wiederum tödlich verlaufen können. Aus all diesen Ergebnissen resultiert ein trauriger Fakt: Wer seinen Körper dauerhaft mit Entzündungen belastet, stirbt früher. Umso wichtiger ist es daher, den Körper möglichst frei von Entzündungen zu halten.

**Wer seinen Körper dauerhaft mit Entzündungen belastet, stirbt früher.**

Von einer entzündungshemmenden Ernährungsweise haben Sie vielleicht schon einmal gehört. Der Zusammenhang zwischen der Ernährung und einem langen, gesunden Leben ist offensichtlich und in den Medien immer wieder viel diskutiert. Eine entzündungshemmende Bewegungsweise ist nicht so bekannt, aber nicht weniger wichtig. Wer sich gesund ernährt, lebt länger, und wer sich gesund bewegt, ebenso.

Genauso wie sich eine ungesunde Ernährung auf den gesamten Körper auswirkt, sei es durch ein schlechtes Hautbild, mangelnde Konzentrationsfähigkeit oder ein geschwächtes Immunsystem, wirken sich auch eine falsche Haltung und falsche Bewegungen auf viele unterschiedliche Strukturen aus. Da mangelnde oder falsch ausgeführte Bewegung Entzündungen hervorrufen kann, hat sie enormen Einfluss auf Ihren grundsätzlichen Gesundheitszustand.

Wie gesagt kann eine Arthrose nicht rückgängig gemacht werden. Es ist nur möglich, dafür zu sorgen, dass das Gelenk passgenauer in seiner Pfanne sitzt, die Gelenkflächen also besser aufeinanderliegen. So kann die Beweglichkeit optimiert werden, und Sie können sich freier bewegen. Dies wiederum führt dazu, dass Bewegung wieder mehr Freude macht und regelmäßiger in den Alltag integriert wird – das beste Mittel zur Gesunderhaltung des Körpers.

## Warum knackende Wirbel zu Schlaganfällen führen können

Etwas, was immer wieder mit Arthrose in Verbindung gebracht wird, ist das Knacken von Gelenken. Eine ganze Reihe weitverbreiteter Mythen findet sich rund um dieses Thema. Ist es gut oder doch eher schlecht für die Gelenke? Die Geister der Experten scheiden sich, doch in einer Hinsicht sind sie sich einig, und zwar was das Knacken des Nackens betrifft.

Vielleicht haben Sie schon einmal vom »Nackeneinrenken« des Chiropraktikers gehört. Tatsächlich sollten Sie davon jedoch tendenziell Abstand nehmen, denn laut der American Heart Association besteht ein Zusammenhang zwischen einer Manipulation von Wirbeln und von dadurch ausgelösten Problemen bis hin zu Schlaganfällen (Thompson 2018). So kann die Manipulation der Wirbel der Halswirbelsäule durch Mikrorupturen winzige Blutgerinnsel auslösen. Diese können wiederum ins Gehirn wandern und dort Blutgefäße blockieren – ein Schlaganfall entsteht (Haynes et al. 2012). Selbst die erfahrensten Chiropraktiker laufen hier Gefahr, Schäden anzurichten. Dies liegt in der fragilen Natur der Halswirbelsäule und den vielen unterschiedlichen Strukturen, die in ihr arbeiten und durch sie verlaufen. Eine meiner Patientinnen bekam zum Beispiel nach einem Besuch bei einem Anwender der amerikanischen Chiropraktik durch genau eine solche Manipulation der Halswirbelsäule einen tauben Finger.

**An allen Strukturen sollte erst chiropraktisch gearbeitet werden, wenn die umliegende Muskulatur gelockert worden ist.**

Wenn überhaupt, dann sollte an der Halswirbelsäule – wie an allen anderen Strukturen auch – erst gearbeitet werden, wenn sie entsprechend vorbereitet, also die umliegende Muskulatur gelockert worden ist. Um eventuelle Komplikationen so gut wie möglich auszuschließen, sollten vorab diverse Sicherheitstests gemacht und bestenfalls radiologisches Bildmaterial begutachtet werden.

Wenn Sie auf Nummer sicher gehen wollen, empfehle ich, das »Einrenken« der Halswirbelsäule sein zu lassen und stattdessen eine andere Therapie zu wählen. Es gibt zahlreiche weitere Methoden, die den gleichen Effekt erzeugen können. Geeignet sind zum Beispiel sanfte Mobilisierungen, wie sie auch in einer gut vorbereiteten Chiropraktik stattfinden. Insbesondere in der Kombination mit anderen Therapiemethoden wie Osteopathie, Physiotherapie und gezielter Trainingstherapie ist sanfte Chiropraktik eine hervorragende Ergänzung.

Beispielsweise verspürte einer meiner Patienten einen starken Stich im Rücken, als er aus dem Auto stieg.

Wie so häufig kam der Schmerz vollkommen unerwartet, und der Patient benötigte akute Hilfe, um seinen bevorstehenden Urlaub wie geplant antreten zu können. Oft ist es sinnvoll, verschiedene Spezialisten hinzuzuziehen, in seinem Fall waren die Bereiche Physiotherapie und Chiropraktik relevant. Nach einer vorbereitenden Anwendung zur Minimierung der Gegenspannung der Muskulatur wurden die Gelenke vom Chiropraktiker erst einmal justiert. Nachdem der Körper nun die richtigen Impulse bekommen hatte, sorgte die physiotherapeutische Weiterbetreuung für ein nachhaltiges Ergebnis.

Wie man an diesem Beispiel erkennen kann, ist eine gute und durchdachte Betreuung essentiell für ein zufriedenstellendes Ergebnis in kurzer Zeit. Die Kombination der Anwendungen führte in diesem Fall am schnellsten und effizientesten zum gewünschten Erfolg und zeigt, wie verschiedene Methoden miteinander verknüpft werden können, um einen ganzheitlichen Therapieerfolg zu erreichen. Grundvoraussetzung ist allerdings, dass Sie Therapeutinnen wählen, die um die Vorzüge und Maßnahmen anderer Bereiche wissen und dadurch die für Sie persönlich beste Therapie in der jeweiligen Situation zusammenstellen können.

Es ist also auch für Patientinnen nützlich, ein Bewusstsein dafür zu entwickeln, wo Chiropraktik am eigenen Körper Sinn ergibt und wo nicht, unter welchen Voraussetzungen sie sich als Behandlungsmethode eignet und dass sie nicht das alleinige Mittel der Wahl sein sollte. Jemand, der ausschließlich zum Chiropraktiker geht und andere Methoden außer Acht lässt, bewirkt für seine Gesundheit langfristig nichts. Das liegt daran, dass dann eine nachhaltige Verbesserung der Muskel- und Gelenkfunktion unterbleibt und nicht an der Ursache des Problems gearbeitet wird. Ein Einrenken ist meist auch gar nicht notwendig, da es zahlreiche andere Methoden gibt, die den gleichen Effekt erzeugen können.

Statt immer wieder Ihre Wirbel einrenken zu lassen, ist es besser, wenn Sie die Muskulatur der Wirbelsäule auf eine Weise trainieren, durch die sich eventuell aus der Bahn geratene Wirbel von selbst in ihre natürliche Ausgangsposition begeben, ohne dass sie mit Belastung dorthin gebracht werden müssen. Diese Herangehensweise sorgt auch dafür, dass Sie zukünftig weniger Beschwerden bekommen, da die gestärkte Muskulatur die Wirbel an Ort und Stelle hält. Andere Methoden sind stets nur temporäre Lösungen, da eine Fehlhaltung oder eine schwache Nackenmuskulatur die Wirbel früher oder später wieder in die Fehlstellung zurückzieht.

Sie können sich das wie ein Tauziehen zwischen zwei ungleichen Teams vorstellen: In der Mitte steht ein Pfosten, von dem aus ein Seil nach links und eins nach rechts gespannt ist. Am linken Seil ziehen drei Männer, am rechten fünf. Auf Dauer wird sich der Pfosten nach rechts neigen, da dort der größere Zug herrscht. Ein Einrenken ist, als würden Sie den Pfosten gewaltsam wieder in die Ausgangsposition bringen – an den unterschiedlich wirkenden Kräften ändert das aber nichts. Im Gegenteil: Je häufiger der Pfosten zurückgebracht und wieder in die schiefe Lage gezogen wird, desto lockerer wird er. Alles Weitere können Sie sich wohl selbst bildlich ausmalen.

**Mit der richtigen Haltung, gesunder Belastung und der persönlichen Symmetrie im Körper kommt es gar nicht erst dazu, dass Wirbel eingerenkt werden müssen.**

Ich kann nur immer wieder darauf hinweisen, wie wichtig es ist, an den Ursachen von Problemen zu arbeiten. Dass dabei viele verschiedene Methoden zur Anwendung kommen können, steht außer Frage. Elementar ist jedoch das Bewusstsein, dass es mit der richtigen Haltung, gesunder Belastung und der persönlichen Symmetrie im Körper gar nicht erst dazu kommt, dass Wirbel eingerenkt werden müssen. Falls Sie also das Gefühl haben, dies sei bei Ihnen nötig, sollte Sie Ihr erster Gang zu einem gut ausgebildeten und ganzheitlich arbeitenden Therapeuten mit einem Netz von anderen interdisziplinären Spezialistinnen und Fachärztinnen führen.

# Die Faszienrolle: ein Feind für unsere Bandscheiben?

Eine weitere Methode, bei der Vorsicht geboten ist, ist die Anwendung einer sogenannten Faszienrolle. Vielleicht haben Sie schon einmal von ihr gehört oder sie sogar selbst in Ihrem Training eingesetzt.

Die Faszienrolle ist ein Trainingsgerät, das in den letzten Jahren zunehmend an Beliebtheit gewinnt und im Internet oft als Allzweckwaffe angepriesen wird. Mit ihr sollen die Faszien bearbeitet werden, also das eiweißhaltige Netzwerk, das unter anderem Muskeln und Organe umschließt. Bei der Anwendung der Faszienrolle werden verschiedene Körperpartien über die meist aus hartem Schaumstoff bestehende Rolle bewegt und mehr oder weniger schmerzhaft durchgeknetet. Das soll die Beweglichkeit steigern und gleichzeitig Verspannungen lösen.

Eine kurzfristige Steigerung der Flexibilität und die Vorbeugung von Muskelkater, wenn die Faszienrolle nach dem Training eingesetzt wird, wurde bereits durch Studien belegt (Cheatham et al. 2015, Beardsley und Škarabot 2015 [Studie Nr. 10]).

Viele meiner Patienten haben zuvor selbst versucht, ihre Rückenschmerzen mittels Faszientraining zu lindern, beispielsweise indem sie den unteren Rücken »ausrollen«. Zuerst kann sich das auch gut anfühlen, da es die Muskeln entspannt. Auf lange Sicht muss ich jedoch von dieser Methode dringend abraten.

Der Zweck des Einsatzes einer Faszienrolle ist die Mobilisierung von Gewebe. Mobilität in Gelenken und Mobilität in der Muskulatur sind dabei zwei unterschiedliche Dinge.

Stellen Sie sich Ihren Rücken wie eine lange Reihe von Gelenken vor. Besonders der untere Rücken zeichnet sich durch die Fähigkeit aus, sich frei in alle Richtungen zu bewegen und zu rotieren. Da er der beweglichste Teil des Rückens ist, übernimmt er jedoch auch die Bewegungen, die der obere Rücken und die Hüfte aufgrund ihrer Steifheit nicht ausführen können. Im Grunde ist das vergleichbar mit zwei sehr stabilen, wenig dehnbaren Gummibändern, zwischen denen ein sehr elastisches liegt. Zieht man an der gesamten Reihe, dehnt sich fast ausschließlich das elastische Gummiband, während die anderen beiden nahezu unverändert bleiben.

Ihre Lendenwirbelsäule, eingerahmt von Hüfte und Brustwirbelsäule, ist in genau solch einer Lage. Macht man das mittlere Gummiband nun noch dehnbarer, steigert dies das Ungleichgewicht von Stabilität und Mobilität noch mehr. Man mobilisiert also eine Struktur, die stabil sein sollte. So passiert es auch in der Lendenwirbelsäule: Sie benötigt Unterstützung und Kräftigung, um die Körpermitte ausreichend zu stabilisieren, nicht noch mehr Elastizität.

**Die Lendenwirbelsäule noch beweglicher zu machen ist nicht nur unnötig, sondern kann auch gefährlich werden.**

Viele Probleme im unteren Rücken treten auf, weil dieser Teil der Wirbelsäule von Haus aus so beweglich ist – ihn noch mobiler, also beweglicher zu machen ist nicht nur unnötig, sondern kann auch gefährlich werden. Je mobiler der untere Rücken wird, desto schneller kommen Verspannungen und Schmerzen wieder. Denn die passiven Strukturen im Rücken müssen dann die Belastung aufnehmen, für die das Muskelkorsett nicht mehr stabil genug ist. Das heißt, Bandscheiben, Bänder und Gelenke werden über die Maßen belastet, was diese schneller abnutzt und zu einem Bandscheibenvorfall führen kann.

Mit der Faszienrolle den unteren Rücken zu bearbeiten ist also nicht ratsam. Im Umkehrschluss bedeutet das aber, dass der Einsatz der Faszienrolle durchaus auch nützlich sein kann, nämlich an Körperstellen, die mobiler sein sollen. So profitiert der obere Rücken zum Beispiel von gesteigerter Mobilität. Oft sind die Brustwirbelsäule und die Hüfte zu steif und unbeweglich, während die Lendenwirbelsäule zu instabil ist.

Wie sinnvoll ist aber der Hausgebrauch der Faszienrolle, insbesondere in der Schmerzbekämpfung? Die Antwort ist ein klares »Kommt drauf an«. Ich habe eine kleine »Checkliste« vorbereitet mit den drei wichtigsten Tipps, auf die Sie beim Umgang mit der Faszienrolle achten sollten:

1. *Was möchte ich mit der Faszienrolle erreichen?* Obwohl diese Frage klar sein sollte, erlebe ich leider oft, dass die Nutzerinnen von Faszienrollen den Muskel entlasten möchten, dabei aber häufig das Gegenteil bewirken. Der verspannte Muskel ist oft nicht der, der entlastet werden sollte, stattdessen das zu feste Segment im Körper da-

runter oder darüber. Beim Beispiel des unteren Rückens lohnt es sich, die Hüfte mobil zu machen und die Außenseite sowie die Innenseite des Beins auszurollen.

2. *In welche Richtung sollte ich rollen und wie häufig?* Die Antwort hierauf lässt viele Faszienrollen-Fans hochschrecken, da sie einen der häufigsten Fehler überhaupt aufdeckt. Hin- und herzurollen, vor allem häufig an derselben Stelle, ist nicht förderlich. Hier gilt es, sich bewusst zu machen, was man damit genau bewirkt: eine Flüssigkeitsverschiebung im Gewebe. Rollt man hin und her, lässt man dem Gewebe kaum die Möglichkeit, neue Flüssigkeit nachströmen zu lassen. Es ist also wichtig, immer in eine Richtung zu rollen. Bei Armen oder Beinen empfiehlt es sich, in Richtung des Körpers zu rollen. Wechseln Sie dabei die Stellen, die Sie ausrollen, möglichst häufig, um maximale Effektivität zu erreichen.
3. *Wie schnell sollte ich rollen?* Der wichtigste Punkt ist die Geschwindigkeit des Ausrollens, denn um auf den Punkt der Flüssigkeitsverschiebung im Gewebe zurückzukommen: Durch ein langsames und intensives Ausrollen in eine Richtung erreichen wir den optimalen Effekt dafür. Bei all der Konzentration gilt es, den Fokus auf die Bewegung nicht zu verlieren und natürlich den Atem nicht anzuhalten.

Sollten Sie eine Faszienrolle in Ihrem Training einsetzen wollen, dann ist es am besten, wenn Sie sich deren Handhabung vom Physiotherapeuten Ihres Vertrauens zeigen lassen oder sich nach dem hier zur Verfügung gestellten Video richten (siehe Scancode). Nur so stellen Sie sicher, dass der Einsatz Ihrem Körper auch langfristig guttut. Denn Faszientraining kann nur eine hilfreiche Wirkung haben, wenn es richtig ausgeführt wird.

Übungsvideo

Mit der Faszienrolle den unteren Rücken zu bearbeiten ist nicht ratsam. Der Einsatz der Faszienrolle kann aber durchaus auch nützlich sein, nämlich an Körperstellen, die mobiler sein sollen.

# Das Zwerchfell: mehr als nur ein Verantwortlicher für Rückenschmerzen, Sodbrennen und Migräne

Kommen wir nun zu etwas, was Sie den ganzen Tag hindurch tun, aber meist nicht darüber nachdenken: das Atmen. Der wichtigste Muskel für Ihre Atmung ist das Diaphragma, das Zwerchfell. Es ist der bei der Atmung am meisten genutzte Muskel, und sein einwandfreies Funktionieren ist für ein gesundes Leben mindestens genauso wichtig wie die Pumpfähigkeit des Herzens. Ohne die Kontraktionsfähigkeit des Zwerchfells würden wir schlicht und ergreifend ersticken.

Haben Sie sich schon einmal Gedanken darüber gemacht, warum Ihnen nach sehr starkem Lachen der Bauch wehtut? Das liegt daran, dass Ihr Diaphragma dabei stark beansprucht wird. Dies ist allerdings überhaupt kein Grund zur Sorge, es zeigt lediglich, dass das Zwerchfell an vielen Vorgängen im Körper beteiligt ist, die Ihnen vielleicht gar nicht bewusst sind.

Es ist ein 2 bis 5 Millimeter dicker Muskel, der an die Form einer Kuppel erinnert und das Brustbein mit den unteren Rippen und der Brust- und Lendenwirbelsäule verbindet. Oberhalb befinden sich das Herz und die Lungenflügel, unterhalb liegen die Bauchorgane.

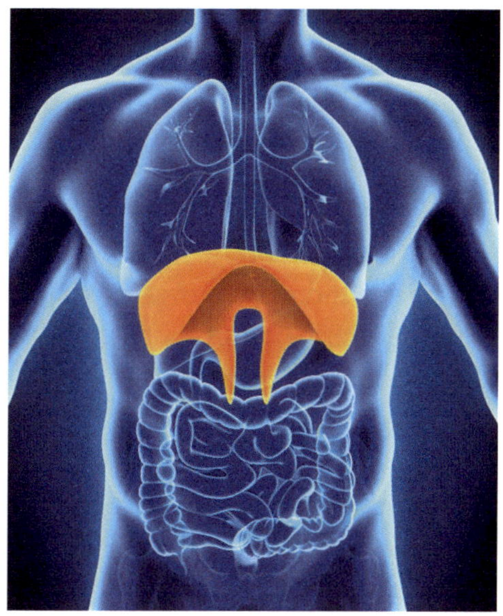

**Ohne die Kontraktionsfähigkeit des Zwerchfells würden wir schlicht und einfach ersticken.**

Was jedoch viele nicht wissen, ist, dass es ebenfalls als Hauptfunktion unsere Wirbelsäule an der vorderen

Seite stabilisiert, sodass wir überhaupt erst aufrecht stehen können. Dadurch kann das Diaphragma, wenn es verspannt ist, verschiedenste Schmerzen und Beschwerden auslösen. Eines der bekanntesten Symptome eines verspannten Zwerchfells ist das Seitenstechen. Daneben kann eine Verspannung oder Fehlfunktion des Zwerchfells aber auch noch folgende Probleme verursachen:

- Atemnot und Brustenge,
- Becken»verwringungen«,
- Blockaden, Bewegungseinschränkungen und Schmerzen in der Wirbelsäule,
- Brustschmerzen,
- funktionelle Herzprobleme wie zum Beispiel Rhythmusstörungen und Blutdruckprobleme,
- Kopfschmerzen,
- Magen- und Verdauungsprobleme,
- Rippenschmerzen,
- Rückenschmerzen sowie
- Statikprobleme.

Da es schon im Säuglingsalter zu einer zu starken Anspannung des Zwerchfells kommen kann, ist es wichtig, diesen Muskel bereits sehr früh im Blick zu haben. Häufig wird beim Geburtsvorgang der Nacken kurzzeitig überstreckt und der Zwerchfellnerv (Nervus phrenicus) dadurch negativ beeinflusst. Dieser Nerv ist überlebenswichtig und maßgeblich für die Funktion des Zwerchfells verantwortlich. Das Zwerchfell kann eine Vielzahl von negativen Auswirkungen auf die Wirbelsäule haben wie beispielsweise die Entstehung von Skoliose, eine Beckenverlagerung nach vorn oder einen Gleitwirbel.

Nicht selten kommt es bei erhöhten Spannungsveränderungen des Zwerchfells auch zu Sauerstoffschwankungen im Organismus. Zu wenig Sauerstoff im Blutkreislauf sorgt in der Regel als Erstes für Druckveränderungen im Körper, wodurch Organe schlechter versorgt werden und neben Bauch- oder Unterleibsschmerzen in vielen Fällen Kopfschmerzen und Migräne entstehen können. Hinzu kommt, dass der venöse Rücktransport des Blutes ebenfalls durch eine Öffnung im Zwerchfell verläuft. Dies kann bei einer Fehlfunktion zu Blutrückstau und folglich zu Wassereinlagerungen in den Beinen führen.

Öffnungen im Zwerchfell sorgen für einem Durchtritt verschiedener anatomischer Strukturen, die aus der Brusthöhle in den Bauchraum ziehen, wie unsere Speiseröhre und die Aorta. Ein Problem, das häufig bei erhöhter Zwerchfellspannung beobachtet wird, ist das Sodbrennen. Funktioniert die Ventilfunktion des

Zwerchfells nicht richtig, kann Magensäure ausdringen. Das geht unter Umständen so weit, dass die Stimmbänder gereizt werden.

**Das Diaphragma ist der bei der Atmung am meisten genutzte Muskel, und seine einwandfreie Funktion ist für ein gesundes Leben mindestens genauso wichtig wie die Pumpfähigkeit des Herzens.**

Es klingt paradox, dass ein Zwerchfell einerseits stark und stabil sein muss, andererseits aber auch flexibel und elastisch. Nur ein optimales Spannungsverhältnis gewährleistet vollkommene Gesundheit. Verschiedene Dinge wie falsche Atmung, zu schnelle Sprechgeschwindigkeit, Stress, Hektik, Burn-out sowie Verspannungen im Schulter-, Nacken- und Halsbereich kommen als Ursachen für eine eingeschränkte Zwerchfellfunktion in Betracht.

Diese bedingen sich auch teilweise gegenseitig. So kann Stress zu einer verstärkten Einatmung führen und den Zwerchfellmuskel überlasten, wodurch wiederum Verspannungen und Schmerzen in der umliegenden Muskulatur, dem Schultergürtel und dem Nacken entstehen können. Insbesondere in den an der vorderen Seite der Wirbelsäule angehefteten Hüftbeugern und in der Rumpfmuskulatur entstehen dadurch möglicherweise weitere Verkürzungen.

Ich hatte einmal einen Patienten, bei dem ich das Diaphragma behandelte und bei dem sich in der Folge sogar sein Fersensporn auflöste. An solchen Beispielen sehen Sie, dass das Diaphragma Auswirkungen auf den gesamtem physischen Zustand haben kann. Durch die richtige Atmung und gezielte Übungen können Sie Ihr Zwerchfell effektiv entlasten mit der Übung für eine verbesserte Atmung (siehe Seite 171, Übung »In 60 Sekunden freier atmen«).

Wenn das Diaphragma eine Fehlfunktion aufweist, sind auch die Rippen in ihrer physiologischen Funktion eingeschränkt und stecken sozusagen in einer Einatmungsstellung. Dies bedeutet, dass man Schwierigkeiten hat, vollständig auszuatmen, wodurch das Totraumvolumen in der Lunge ansteigt, also nicht die volle Lungenkapazität genutzt wird. Ein verspanntes Diaphragma wirkt sich somit negativ auf die Atmung und dadurch auf die Sauerstoffversorgung und die Gesundheit aus. Da liegt es nahe, dass auch eine falsche Atmung selbst direkte Auswirkungen auf den Körper hat.

# Rückenschmerzen durch falsche Atmung?

Falsche Atmung hat einen direkten Einfluss auf viele Strukturen im Körper. Was aber ist »richtige Atmung«? Bei natürlicher oder Vollatmung wird sowohl der obere als auch der untere Teil der Lunge genutzt. Das bedeutet, dass sich Brustkorb und Bauch bei der Einatmung weiten und bei der Ausatmung wieder zusammenziehen. Atemmethoden, die davon abweichen, nutzen automatisch nicht die volle Kapazität der Lunge.

Bei der weitverbreiteten sogenannten Hochatmung hebt und senkt sich beispielsweise nur der Brustkorb, der Bauch ist in die Atmung nicht einbezogen. Dadurch verringert sich die Pumpfunktion des Zwerchfells. Diese verringerte Auf- und-ab-Bewegung des Zwerchfells wirkt sich negativ auf die physiologischen Funktionen der anderen Organe im Bauchraum aus. Deren Versorgung ist nämlich auf die Pumpfunktion des Diaphragmas angewiesen. Auf der anderen Seite ist eine ausschließliche Bauchatmung, bei der sich einzig der Bauch bei Ein- und Ausatmung bewegt, ebenso nicht richtig, denn auch hier bekommt man im Endeffekt zu wenig Luft.

**Bei natürlicher oder Vollatmung wird sowohl der obere als auch der untere Teil der Lunge genutzt.**

Insbesondere Raucher und Asthmatiker haben häufig verspannte Ausatemmuskeln, stecken also sozusagen in der Ausatmung fest. Zu erkennen sind sie oft an einem weit über das Normalmaß hinaus vorstehenden Rippenbogen. Dieser ist in den meisten Fällen auch verhärtet, was an verspannten Muskeln und Faszien der Bauchregion liegt. In der westlichen Welt ist diese fixierte Ausatmung ungemein weit verbreitet, denn ihre Ursachen sind häufig Stress sowie das Schönheitsideal eines flachen Bauchs.

Ist die Ausatmung eingeschränkt, kann auch die Einatmung nicht richtig stattfinden, und man bekommt zu wenig Luft. Die Beschwerden, die sich dadurch ergeben, sind vielfältig – selbst Formen von Depression werden auf die fixierte Ausatmung zurückgeführt.

Auch die Haltung ist davon betroffen: Die Restriktion der Rippen und des Brustkorbs führt dazu, dass sich die Brustwirbelsäule nicht komplett aufrichten kann. Diesen Mangel muss die Lendenwirbelsäule ausgleichen (kompensieren), indem sie sich mehr streckt, um den Körper aufzurichten. Je weniger Bewegungsspielraum die Brustwirbelsäule hat, desto mehr muss die Lendenwirbelsäule für sie einspringen. Dies führt auf längere Sicht zu einer Überlastung der Lendenwirbelsäule und in der Folge zu Rückenschmerzen.

Die wahrscheinlich häufigste Fehlatmung ist die dauerhafte Brustatmung, bei der nur der obere Teil der Lunge genutzt wird. Evolutionsgeschichtlich ist diese Atmung vorgesehen, um den Körper auf eine Flucht vorzubereiten. Durch die geringere Sauerstoffzufuhr kommt es zu einer höheren Muskelanspannung, und der Körper wird weniger schmerzempfindlich. In manchen Situationen ist das durchaus gewollt, beispielsweise bei einer Geburt.

Atmen Sie jedoch dauerhaft in die Brust und somit stets mit den Atemhilfsmuskeln, also den Muskeln des Brustkorbs, der Schultern und des Nackens, kann das Zwerchfell seine Arbeit nicht mehr ausüben. Das ist nicht nur anstrengend, es bewirkt auch, dass Sie immer mehr Atemzüge machen müssen, was wiederum zu Verspannungen führen kann. Auch bleiben in den Lungenbläschen Reste verbrauchter Luft zurück, was die Sauerstoffversorgung der Zellen beeinträchtigen kann – was wiederum bedeutet, dass auch die Organe und das Gehirn zu wenig Sauerstoff bekommen. Leistungsabfall und Müdigkeit sind nur zwei der möglichen Auswirkungen einer ständigen Brustatmung.

Warum der moderne Mensch diese Art der Atmung dennoch vorzieht, liegt unter anderem daran, dass fast alle der 20 bis 22 Muskeln, die an der Atembewegung beteiligt sind, auch für die aufrechte Haltung zuständig sind. Diese fällt vielen Menschen, bedingt durch ständiges Sitzen im Büro, aber immer schwerer. Daneben haben auch Stress und andere Gefühle Auswirkungen auf die Spannungszustände unserer Muskulatur und somit einen Einfluss auf die Atmung. Negative Emotionen können also einen freien Atemfluss behindern.

Wenn der Atem nicht frei fließt, ist alles anstrengender, und man wird schnell müde. Manchen Menschen fällt das auf, andere haben sich aber so sehr an ihre Art zu atmen gewöhnt, dass sie den Einfluss, den ihre Atmung auf ihren Körper hat, gar nicht mehr wahrnehmen – außer natürlich, wenn etwas schmerzt.

**Durch die richtige Atmung tun Sie nicht nur Ihrer Laune, sondern auch Ihren Organen, Ihrem Gehirn und Ihren Muskeln etwas Gutes.**

Durch die richtige Atmung tun Sie also nicht nur Ihrer Laune, sondern auch Ihren Organen, Ihrem Gehirn und Ihren Muskeln etwas Gutes. Bereits kleine Verhaltensveränderungen können Ihnen dabei helfen, falsche Atemtechniken abzulegen. Hierzu gehören:

- Achten Sie auf eine möglichst aufrechte Körperhaltung. Gekrümmt ist richtiges Atmen nicht möglich, da Zwerchfell und Bauchmuskeln blockiert sind. Meiden Sie Kleidung, die Ihnen im wahrsten Sinne des Wortes die Luft abschnürt.
- Lüften Sie Innenräume regelmäßig, und bewegen Sie sich möglichst viel an der frischen Luft.
- Nutzen Sie die »4711-Übung«, wann immer Sie Zeit haben, beispielsweise in der Bahn oder vor dem Zubettgehen: Hierfür atmen Sie 4 Sekunden lang ein und 7 Sekunden lang aus. Das Ganze wiederholen Sie elfmal. Nach kurzer Zeit werden Sie merken, dass Ihre Atmung gleichmäßiger wird. Die »4711-Übung« hilft Ihnen dabei, sich zu entspannen und Ihre Atmung zu beruhigen.
- Atmen Sie durch die Nase ein und aus. Dies hat viele gesundheitliche Vorteile, auch wird dadurch die Atemluft gereinigt und erwärmt, was besonders bei Kälte sinnvoll ist.
- Halten Sie den richtigen Rhythmus ein: einatmen, ausatmen, Atempause. Dieser Dreierrhythmus ist wichtig für eine gesunde Atmung. Um die Atmung zu »entschleunigen« und sich an längeres Ausatmen zu gewöhnen, können Sie nach jedem dritten Ausatmen 2 Sekunden Wartezeit anhängen. Das heißt, Sie atmen ein, atmen aus, atmen ein, atmen aus, atmen ein, und beim dritten Ausatmen nehmen Sie sich die Zeit, innerlich bis drei zu zählen. Dann beginnt ein neues Einatmen. Solch bewusstes Zeitnehmen bei der Ausatmung hilft sogar im Alltag, denn wer beim Treppensteigen langsam ausatmet, hat mehr Puste.
- Meist geschieht die Atmung ganz von selbst, und das ist auch gut so. Ab und an ist es allerdings sinnvoll, das Atmen bewusst wahrzunehmen, besonders an stressigen Tagen. Durch bewusstes Atmen können Sie nämlich direkt, einfach und schnell für Entspannung

sorgen. Die eben genannte Übung ist dafür bestens geeignet.

- Sport hilft Ihnen dabei, richtig atmen zu lernen: Vor allem Ausdauersport wie Walking oder Radfahren trainiert die Atmung. Mit einfachen Übungen (siehe Seite 158, »Effektiv und nachhaltig gegen den Ischiasschmerz, Übung 2«), bei denen wir die Lendenwirbelsäule in die Unterlage drücken, können Sie Ihre Bauchmuskulatur stärken, damit diese das Zwerchfell beim Ausatmen ausreichend unterstützen kann. Achten Sie dabei allerdings auf die richtige Atmung: Bei Belastung sollten Sie aus- und bei Entlastung einatmen.
- Wenn Sie Atemnot verspüren, versuchen Sie, sich zu dehnen (siehe Seite 170, Übung »Vorbereitung: Die Atmung ertasten«). Anschließend fließt der Atem meist freier.

In Ihrem Leben wird es immer wieder Situationen geben, in denen Sie den Atem anhalten und sich verspannen. Daran gibt es nichts auszusetzen. Wichtig ist aber, sich des eigenen Atmens bewusst zu werden und zu verstehen, welche Auswirkungen es auf den Körper haben kann.

## Warum man Rückenschmerzen auch auf der Vorderseite des Körpers behandeln sollte

Neben falscher Atmung können Rückenschmerzen unzählige weitere Ursachen haben. Viele Patienten, die unter Rückenschmerzen leiden, wollen sich direkt nach der Untersuchung mit dem Bauch nach unten auf die Liege legen und sind überrascht, wenn ich ihnen mitteile, dass sie sich auf den Rücken legen sollen. Denn eine Vielzahl der Ursachen von Rückenschmerzen findet sich tatsächlich auf der Vorderseite des Körpers.

So gibt es viele Muskeln, die an der Wirbelsäule ansetzen und an der Vorderseite des Körpers verlaufen, wie zum Beispiel der Hüftbeuger. Verursacht dieser Muskel Zug an der Wirbelsäule nach vorn, kann an der Lendenwirbelsäule so viel massiert und

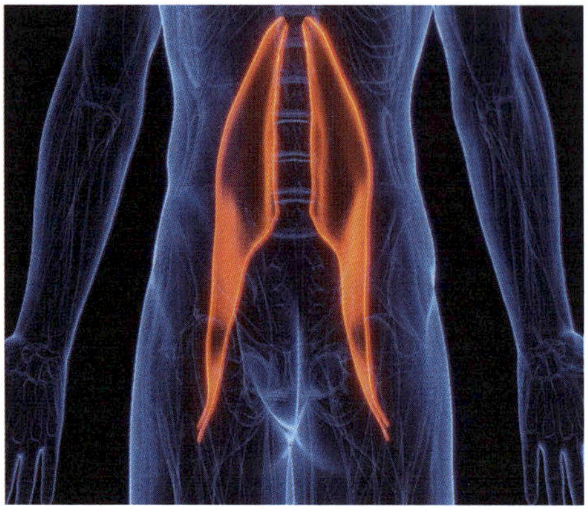
Zusammenhang zwischen Hüftbeuger und Lendenwirbelsäule

gearbeitet werden, wie man möchte, dieser Zug bleibt, und so bleiben auch die Beschwerden. Ich arbeite daher stets von allen Seiten, um eine holistische Behandlung sicherzustellen und alle möglichen Ursachen eines Problems zu berücksichtigen.

Auch eine Narbe am Bauch wirkt sich möglicherweise in einer Weise auf den Rücken aus, die man sich wie einen Gummiball vorstellen kann: Wird er auf einer Seite zusammengedrückt, steht die andere Seite automatisch unter mehr Spannung. Um also effektiv auf der Rückseite arbeiten zu können, muss zuerst der Zug an der Vorderseite behoben werden. Die Auswirkungen von Narben auf die Gesundheit sind daher nicht zu unterschätzen, wie Sie im Folgenden sehen werden.

# Weshalb unbehandelte Narben unseren Körper aus dem Gleichgewicht bringen können

Die Entstehung einer Narbe richtet sich nach der Heilung des Bindegewebes. Dessen Heilungsverlauf kann in drei Phasen eingeteilt werden: Als Erstes erfolgt die Entzündungsphase, in welcher der Körper seine Kräfte auf die Verletzung konzentriert. Diese Phase geht – entsprechend ihrem Namen – mit Entzündungssymptomen einher; das heißt, die Wunde rötet sich, schmerzt, ist angeschwollen und erwärmt. Der betroffene Körperteil ist in seiner Funktion eingeschränkt. Anschließend folgt die Proliferationsphase, in der das Narbengewebe durch Kollagensynthese entsteht. Auch hier ist die Belastbarkeit des Gewebes noch stark eingeschränkt, die Entzündungssymptome sollten aber zurückgehen und schließlich verschwinden.

Von Tag 21 bis Tag 365, der Konsolidierungsphase, wird das Narbengewebe kontinuierlich durch andere Zellen ausgetauscht, da der Körper so weit wie möglich versucht, ursprüngliche Funktionen wieder aufzunehmen. So werden zum Beispiel Hautzellen wieder an Stellen geschickt, an denen Haut war, und Organzellen nehmen den Platz von früheren Organzellen ein. Die Narbe kann allerdings niemals vollständig alle Funktionen des früheren Gewebes übernehmen, wie zum Beispiel Schweißdrüsen oder Haarwurzeln.

In der Konsolidierungsphase wird das kollagene Netzwerk entsprechend der Belastungsrichtung ausgerichtet. Hierfür ist sukzessive Belastung vonnöten. Das heißt, die Narbe verheilt nur dann vollständig, und das Gewebe gewinnt seine Belastbarkeit zurück, wenn Bewegung und Belastung stattfinden. Sie sehen also, dass auch hier Bettruhe das Schlechteste ist, was man Ihnen raten könnte.

**Die Narbe verheilt nur dann vollständig, und das Gewebe gewinnt seine Belastbarkeit zurück, wenn Bewegung und Belastung stattfinden.**

Aus diesen Zeitabschnitten der Narbenbildung erschließt sich, dass nach dem Moment der Verletzung oder

Operation, durch die die Narbe entsteht, etwa ein Jahr Zeit bleibt, bevor der Körper den Narbenprozess komplett abgeschlossen hat.

Natürlich hängt der Heilungsprozess dabei von vielen Faktoren ab, darunter die Erbanlagen und die Stelle am Körper, an der sich die Narbe befindet. Vitaminmangel, Alkoholkonsum, Rauchen, Diabetes, Übergewicht, Bewegungsmangel und Bluthochdruck sorgen außerdem dafür, dass der Heilungsprozess deutlich länger dauern kann.

Dies ist die Narbenbildung im Detail. Was bedeutet aber nun eine Narbe ganz konkret für Sie und Ihren Körper? Der Zusammenhang zwischen einer Narbe und dem restlichen Gewebe verhält sich wie folgt: Stellen Sie sich vor, Sie schlitzen einen Luftballon auf und nähen ihn anschließend wieder zusammen. Selbst wenn die Luft hält, die Oberfläche des Luftballons ist nicht mehr dieselbe wie zuvor. Wenn dann der Luftballon mehr und mehr aufgeblasen wird und die genähte Stelle nicht flexibel genug ist, reißt nicht die Stelle selbst, sondern es reißt die Oberfläche um die Stelle herum, da sie sich nicht ausreichend ausdehnen kann.

Genauso verhält es sich auch mit Narben. Sie können wachsen und wuchern, indem sie Bindegewebe um sich herum ansammeln und sich so ausbreiten. Außerdem verstärken sie die Oberflächenspannung der Haut, was meist gar nicht bewusst wahrnehmbar ist. Dadurch leidet das umliegende Gewebe und mit ihm viele andere Körperstellen, die auf den ersten Blick von der Narbe weit entfernt und nicht betroffen zu sein scheinen (Peters 2017).

Ich hatte zum Beispiel einen Patienten, der mit Rückenschmerzen zu mir kam. Es stellte sich heraus, dass eine Blinddarmnarbe am Bauch, die nicht ausreichend versorgt worden war, für die Schmerzen verantwortlich war.

Ähnlich erging es einem anderen Patienten, der bei Belastung derart starke Schmerzen in der Brust erfuhr, dass er dachte, er habe einen Herzinfarkt. Auch bei ihm stellte ich fest, dass die Narbe einer Blinddarmoperation die Beschwerden auslöste. Direkt nach der Narbenbehandlung konnte der Patient freier atmen, war schmerzfrei und fühlte sich nach eigener Aussage wie neugeboren.

Symptome, die auf das Narbengewebe nach einer Blinddarmoperation zurückgeführt werden können, sind vielfältig und reichen bis zu Taubheitsgefühlen im Fuß – derart verknüpft sind die unterschiedlichen Strukturen im Körper.

Frauen, die eine Kaiserschnittnarbe haben, bekommen oft erst Jahre nach der Entstehung der Narbe Rückenschmerzen (Chia et al. 2016). Diese können ebenfalls oft auf das Narbengewebe am Bauch zurückgeführt werden, da eine solche Narbe die gesamte Wirbelsäule beeinflusst und sie in eine Fehlhaltung zieht. In der Folge ist es für die Frau schwieriger, den Körper vollständig zur normalen Haltung aufzurichten. Für die Narbe ergibt das Sinn, denn diese Spannung ist ein Weg, wie sie sich vor Dehnung schützt. Dadurch wird der Körper aber in einer Weise belastet, für die er nicht ausgelegt ist. Wenn die Wirbelsäule über Jahre hinweg in dieser falschen Haltung arbeiten muss, macht sich das früher oder später in Abnutzung und Schmerzen bemerkbar.

**Narben wirken sich in direkter Weise enorm auf das sie umgebende Gewebe und dadurch auf den gesamten restlichen Körper aus.**

Narben wirken sich also in direkter Weise enorm auf das sie umgebende Gewebe und dadurch auf den gesamten restlichen Körper aus. Ihr subtiler Zug kann zu Symptomen führen, die mit der Narbe auf den ersten Blick nicht in Zusammenhang zu stehen scheinen. Narben können die Haltung, die Nerventätigkeit und selbst die Atmung beeinflussen.

Daher ist es ungemein wichtig, Narben zu behandeln und geschmeidig zu halten, um derart negative Folgeschäden zu vermeiden. Ein einfaches Hausmittel, das sehr effizient ist, ist natives Olivenöl. Achten Sie beim Kauf darauf, dass es »extra nativ« ist, damit es die vollen positiven Eigenschaften entfalten kann. Extra natives Olivenöl enthält eine Vielzahl von Antioxidantien und Weichmachern, die wichtig für die komplikationslose Heilung einer Narbe sind, da diese sich positiv auf die Entzündungshemmung und Elastizität des Gewebes auswirken. Wichtig ist es auch, das Olivenöl aufzutragen, während die Haut noch feucht ist, so kommt mehr Flüssigkeit in das verletzte Gewebe.

Narbengewebe ist Bindegewebe und kann dementsprechend beeinflusst werden. Bei einer Narbenbehandlung werden die Kollagenfasern, aus denen das Narbengewebe besteht, leicht voneinander gelöst und gelockert, sodass sie flexibler werden.

Frische Narben lassen sich dabei besser behandeln als alte. Auch Fehlhaltungen haben sich kurz nach der Entstehung der Narbe in der Regel noch nicht eingestellt. Es ist deshalb stets sinnvoll, Narben baldmöglichst nach ihrer Bildung begutachten zu lassen.

**Narben können die Haltung, die Nerventätigkeit und selbst die Atmung beeinflussen.**

Das bedeutet allerdings nicht, dass Narben, die einmal behandelt worden sind, dann nie wieder Probleme bereiten. Narbenbehandlung ist eher wie Stretching oder die tägliche Körperpflege, es ist sinnvoll, Narben regelmäßig behandeln zu lassen, bevor sie zu Symptomen führen.

Jede Narbe ist dabei individuell und kann völlig unterschiedliche Folgen haben. So hatte ich einen älteren Patienten, der aufgrund von stechenden Schmerzen im oberen Rücken und Nacken zu mir kam und bereits völlig frustriert war, da nichts zu helfen schien. Nachdem ich eine Narbe nahe seines Brustbeins ausfindig gemacht und behandelt hatte, waren nicht nur die Schmerzen verschwunden, sondern sein gesamter Gesichtsausdruck war deutlich entspannter – ein weiteres Beispiel dafür, dass Behandlungen nie nur die Symptome einer Person beeinflussen, sondern den gesamten Menschen.

Die Behandlung von Narben ist bei vielen Menschen noch völlig unbekannt, dabei hat sie das Potenzial, selbst langjährige Leiden schnell zu lindern. Man kann sogar sagen, dass jede nicht optimal verheilte Narbe, die nicht behandelt wurde, eine tickende Zeitbombe ist und früher oder später Symptome auslösen wird. Wie diese dann aussehen, ist im Vorfeld kaum zu sagen. Daher sollte es genau wie die Prävention beim Zahnarzt zur Routine gehören, Narben behandeln zu lassen, bevor Leiden auftreten.

Wie Sie sehen, ist die Entstehung von Schmerz ein weites Feld und voller Missverständnisse und Mythen. Im Weiteren gebe ich Ihnen deshalb einige handfeste Ansätze mit auf den Weg, wie Sie die Entstehung von Schmerz besser nachvollziehen können.

# 3

# AHA-MOMENTE FÜR EINEN GESUNDEN KÖRPER

# Der Darm als Schlüssel zur Schmerzlinderung und Entzündungsprävention

Unsere moderne Gesellschaft wird immer stärker von chronischen Schmerzen und Entzündungserkrankungen heimgesucht. Meist liegt der Fokus der Behandlung auf schmerzstillenden Medikamenten und entzündungshemmenden Therapien.

Doch was wäre, wenn der Schlüssel zur Schmerzlinderung viel tiefer verborgen liegt – in Ihrem Darm? Aktuelle Forschungsergebnisse zeigen, dass die Gesundheit unseres Darms nicht nur die Verdauung, sondern das gesamte Wohlbefinden beeinflusst, einschließlich der Schmerzregula-tion.

Stellen Sie sich den Darm als eine hochsensible Kommandozentrale vor. Er wird oft als „zweites Gehirn" bezeichnet, und das nicht ohne Grund: Millionen von Nervenzellen und ein komplexes Netzwerk – das enterische Nervensystem – kommunizieren ständig mit unserem Gehirn. Diese Verbindung wird durch die sogenannte Darm-Hirn-Achse gesteuert, die wie eine direkte Leitung funktioniert, über die wichtige Informationen hin- und herfließen.

Wussten Sie, dass eine gesunde Darmflora nicht nur Ihr Immunsystem, sondern auch Ihre Stimmung und Schmerzwahrnehmung maß-geblich beeinflusst? Gerät der „innere Garten" aus dem Gleichgewicht, können entzündliche Prozesse zu-nehmen, die Schmerzen auslösen oder verstärken.

Stellen Sie sich vor, der Darm und das Gehirn führen ein ständiges Gespräch über eine unsichtbare Telefonleitung, den Vagusnerv.

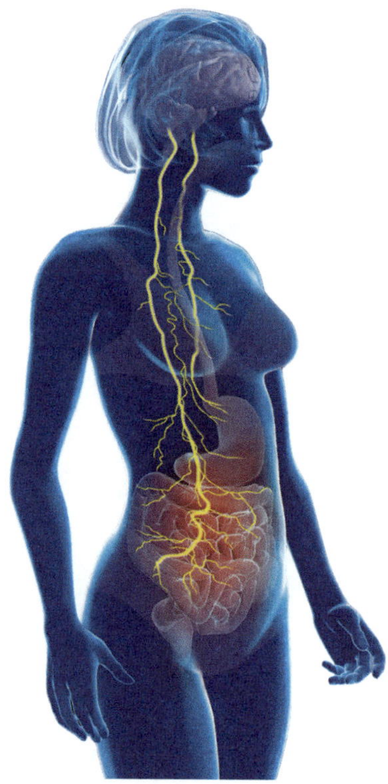

Dieser längste Nerv des Parasympathikus überträgt Signale zwischen beiden Organen und steuert dabei nicht nur die Verdauung, sondern auch die Freisetzung wichtiger Neurotransmitter wie Serotonin und Dopamin. Erstaunlicherweise werden etwa 90 % des körpereigenen Serotonins – dem „Glückshormon", das Ihre Schmerztoleranz beeinflusst – im Darm produziert.

Doch wenn diese empfindliche Balance gestört wird – zum Beispiel durch eine Ernährung voller Zucker und verarbeiteter Lebensmittel, durch mangelnde Bewegung oder durch chronischen Stress – gerät das System aus dem Takt. Die Folge: Der Körper schüttet vermehrt entzündungsfördernde Botenstoffe, sogenannte Zytokine, aus, die nicht nur Entzündungen verstärken, sondern auch die Schmerzempfindlichkeit erhöhen. Plötzlich reagiert Ihr Körper auf harmlose Reize, als wären sie ein Notfall.

Ihr Darm beherbergt Billionen von Mikroorganismen, die zusammen das Mikrobiom bilden – eine Art Mini-Ökosystem in Ihrem Körper. Diese Mikroben sind wie fleißige Gärtner, die Ihren „inneren Garten" pflegen und das Immunsystem regulieren. Eine ausgewogene Darmflora produziert entzündungshemmende Substanzen wie Butyrat, das wie ein natürlicher „Feuerlöscher" wirkt und Entzündungen im Körper reduziert.

Studien zeigten, dass Menschen mit chronischen Schmerzerkrankungen wie Fibromyalgie oder Arthritis häufig eine gestörte Darmflora haben. Dieses Ungleichgewicht kann das Immunsystem in eine Art „Alarmzustand" versetzen, was chronische Entzündungen und Schmerzen verschärft. Eine Ernährung, die reich an Ballaststoffen, Präbiotika und Probiotika ist, kann dabei helfen, diesen inneren Garten wieder zum Blühen zu bringen.

## Eine darmfreundliche Ernährung kann bei Schmerzen helfen

Stellen Sie sich Ihren Darm wie einen anspruchsvollen Gast vor, der nur die besten Speisen zu sich nehmen möchte. Eine ballaststoffreiche Ernährung und fermentierte Lebensmittel sind wie ein Festmahl für Ihr Mikrobiom. Sie unterstützen das Wachstum gesunder Bakterien, die helfen, Entzündungen zu bekämpfen und die Darmbarriere zu stärken.

Doch es sind nicht nur die richtigen Lebensmittel, die Ihrem Darm gut tun. Auch ein gesunder Lebensstil spielt eine entscheidende Rolle:

- **Stress reduzieren:** Chronischer Stress wirkt wie ein Störsender, der die Kommunikation zwischen Darm und Gehirn beeinträchtigt. Entspannungstechniken können helfen, diesen „Störsender" zu beruhigen und die Darmgesundheit zu fördern.
- **Bewegung einbauen:** Regelmäßige Bewegung ist wie eine sanfte Massage von innen, die die Darmtätigkeit anregt und das Mikrobiom stärkt. Schon kleine Spaziergänge können Wunder wirken.
- **Ausreichend Schlaf:** Schlechter Schlaf kann Ihre Darmflora aus dem Gleichgewicht bringen und die Schmerzwahrnehmung verstärken. Eine regelmäßige Schlafroutine kann Ihren Körper wieder ins Gleichgewicht zu bringen.

Die Erkenntnisse der modernen Wissenschaft machen eines klar: Ein gesunder Darm ist entscheidend für eine nachhaltige Schmerzlinderung und die Vorbeugung von Entzündungen. Anstatt nur auf Schmerzmittel zu setzen, sollten wir die natürliche Kraft unseres Darms nutzen.

Der Darm spielt also ganzheitlich betrachtet eine essentielle Rolle für unsere gesamten Körperfunktionen. Nicht zuletzt ist er eines der wichtigsten Organe, wenn es um das Thema Hormonproduktion geht.

Wie Schmerzen durch Hormone beeinflusst werden und wie Sie diese Erkenntnisse für sich nutzen können, erfahren Sie im folgenden Kapitel.

## Die Verbindung zwischen Hormonen und Schmerzen

Stellen Sie sich vor, Sie könnten chronische Schmerzen, Verspann-ungen oder Gelenksteifheit lindern, indem Sie Ihren Hormonhaushalt optimieren. Es klingt fast zu schön, um wahr zu sein, doch die Wissen-schaft zeigt uns zunehmend, dass unser Hormonspiegel nicht nur unser allgemeines Wohlbefinden, sondern auch die Intensität unserer Schmerzen beeinflusst. Was wäre, wenn die Lösung für Ihre Beschwer-den nicht in der nächsten Schmerz-tablette, sondern in Ihrem hormo-nellen Gleichgewicht läge?

Hormone sind die heimlichen Dirigenten Ihres Lebens – oft unbemerkt und doch von entscheidender Bedeutung. Diese winzigen chemischen Botenstoffe regulieren nicht nur Stoffwechsel und Fortpflanzung, sondern auch, wie intensiv Sie Schmerzen empfinden und wie Ihr Körper auf Entzündungen reagiert. Wenn Ihre Hormone in Balance sind, fühlen Sie sich energetisch, fokussiert und widerstandsfähig. Doch bereits kleine Schwankungen können eine Kettenreaktion auslösen, die sich in Form von anhaltenden Schmerzen und Verspannungen bemerkbar macht.

Wussten Sie, dass Östrogen nicht nur für strahlende Haut sorgt, sondern auch als natürlicher Schmerzhemmer wirkt? Wenn Ihr Östrogenspiegel hoch ist, fördert Ihr Körper die Produktion von Endorphinen, den körpereigenen „Wohlfühlhormonen". Diese wirken ähnlich wie Morphin, jedoch ohne unerwünschte Nebenwirkungen, und helfen auf natürliche Weise, Schmerzen zu lindern.

Doch hier liegt der Haken: In der prämenstruellen Phase oder während der Wechseljahre, wenn die Östrogenspiegel sinken, steigt häufig die Schmerzempfindlichkeit. Studien zeigen, dass Frauen mit niedrigen Östrogenspiegeln häufiger unter Migräne, Gelenkschmerzen oder Muskelschmerzen leiden. Was können Sie also tun? Lassen Sie sich nicht von den Beschwerden überwältigen!

**Nehmen Sie aktiv Einfluss auf Ihr Östrogengleichgewicht**

Eine mediterrane Ernährung, reich an Gemüse, gesunden Fetten und Phytoöstrogenen wie Leinsamen, kann Ihre Hormonbalance fördern und auf natürliche Weise Schmerzen lindern.

Cortisol, auch bekannt als „Stresshormon", ist Ihr treuer Helfer in Krisensituationen. Es mobilisiert Energie und steigert Ihre Konzentration, wenn es darauf ankommt. Doch wenn Stress chronisch wird, kann Cortisol sich von einem Retter in einen stillen Zerstörer verwandeln. Ein dauerhaft erhöhter Cortisolspiegel senkt Ihre Schmerzschwelle und kann chronische Entzündungen fördern, die Muskeln, Gelenke und sogar den Verdauungstrakt belasten.

Schon gewusst? Studien belegen, dass regelmäßige Entspannungstechniken wie Atemübungen oder Meditation nicht nur helfen, den Cortisolspiegel zu senken, sondern auch das Schmerzempfinden zu reduzieren – selbst bei chronischen Erkrankungen wie Arthritis. Bereits 10 Minuten täglicher Achtsamkeit können Ihren Körper dabei unterstützen, in den „Ruhemodus“ zu schalten und seine natürlichen Schmerzmittel zu aktivieren. Auf Seite 98 finden Sie eine speziell entwickelte Schmerzfrei-Meditation, die Sie sofort ausprobieren können, um die wohltuende Wirkung selbst zu spüren.

Stellen Sie sich vor, Ihr Körper könnte Schmerzmittel produzieren, die stark genug sind, um chronische Schmerzen zu lindern, aber ohne die Nebenwirkungen herkömmlicher Medikamente. Genau das tun Endorphine. Diese körpereigenen Opioide werden während körperlicher Aktivität, beim Lachen und sogar bei intensiven emotionalen Erlebnissen freigesetzt.

Haben Sie schon einmal vom „Runner's High“ gehört? Dieses euphorische Gefühl nach einer intensiven Trainingseinheit ist das Ergebnis einer natürlichen Endorphinwelle. Aber Sie müssen kein Marathonläufer sein.

**Schon ein 30-minütiger Spaziergang oder eine entspannende Meditation kann Ihre Endorphinwerte steigern und Schmerzen lindern.**

Die Wissenschaft zeigt immer deutlicher, dass Ihre Hormonbalance ein entscheidender Schlüssel zu einem schmerzfreien Leben ist. Statt sich ausschließlich auf Medikamente zu verlassen, können Sie alltägliche, aber wirksame Maßnahmen nutzen, um Ihre Hormone positiv zu beeinflussen:

1. **Ernährung anpassen:** Setzen Sie auf eine mediterrane Ernährung, die reich an gesunden Fetten, Gemüse und Phytoöstrogenen ist, um Ihr hormonelles Gleichgewicht zu unterstützen.
2. **Stress reduzieren:** Nehmen Sie sich täglich Zeit für Entspannung – sei es durch Meditation, Atemübungen oder einen gemütlichen Spaziergang im Grünen. So helfen Sie, Ihren Cortisol Spiegel zu senken und Ihre Schmerztoleranz zu erhöhen.
3. **Bewegung fördern:** Regelmäßige Bewegung hilft nicht nur, Endorphine freizusetzen, sondern stabilisiert auch Ihre Hormonwerte. Schon moderate körperliche Aktivität kann Wunder wirken.
4. **Ausreichend schlafen:** Schlaf ist essentiell, um Ihre Hormonpro-

duktion zu optimieren. Guter Schlaf unterstützt die Regeneration und fördert die natürliche Schmerzlinderung.

Unsere Hormone sind mächtige Verbündete im Kampf gegen Schmerzen und Entzündungen. Nutzen Sie dieses Potenzial bewusst, anstatt es dem Zufall zu überlassen. Um wirklich nachhaltig gesund und vital zu bleiben, ist es entscheidend, Ihren Körper als Ganzes zu betrachten und gesundheitsfördernde Routinen zu entwickeln.

Im nächsten Kapitel werde ich eines meiner Lieblingsmodelle vorstellen – die Lebensenergie-Theorie. Sie zeigt Ihnen, warum gesunde tägliche Routinen so effektiv sind und wie Sie mit minimalem Zeitaufwand eine Haltungshygiene etablieren können, die spürbar und nachhaltig wirkt.

# Die Lebensenergie-Theorie

Einer meiner wichtigsten Ansätze ist die Lebensenergie-Theorie. Jeder Mensch wird mit einer gewissen Menge an Lebensenergie geboren und kann in der Folge Energie gewinnen oder verlieren, je nach Lebensstil. Jede Bewegung und Tätigkeit kann Ihre Lebensenergie und Ihre Gesundheit entweder stärken oder schwächen. Sie können sich das wie ein Bankkonto vorstellen, auf das Sie Geld einzahlen und von dem Sie Beträge abheben.

Tatsächlich habe ich mit dieser Erklärung einmal einen Banker davon überzeugt, zukünftig mehr imaginäre Einlagen auf sein Lebensenergie-Tagesgeldkonto einzuzahlen. Ich erklärte ihm seinen Fall wie folgt: Er befindet sich momentan in der Phase der Insolvenz. Sein Körper wirft ihm Insolvenzverschleppung vor, da der Banker wusste, dass etwas schiefläuft, er jedoch nichts dagegen unternommen hatte. Deshalb wird er vom Moskau-Inkasso des Körpers bestraft, indem es ihm die Gelenke kaputt macht, und zwar so lange, bis der Banker bezahlt. Wie findet diese Bezahlung statt? Indem er täglich Muskelgedächtnistraining für eine gesunde Haltung macht und sich gesund bewegt.

Ich sage gezielt: »Gesund bewegt«,

denn nicht jede Bewegung ist gut für Ihre Lebensenergie. Es gibt Sportarten, die uns praktisch genauso viel Lebensenergie kosten, wie sie uns einbringen. Darunter fallen asymmetrische wie Fußball, Tennis, Golf und viele Kontaktsportarten. Diese trainieren zwar das Nerven- und das Herz-Kreislauf-System, aber für die Gelenke und das Gleichgewicht im Körper können sie schädlich sein. Doch es gibt auch zahlreiche symmetrische und gelenkschonende Sportarten wie beispielsweise Schwimmen oder Nordic Walking. Wer jedoch nicht auf asymmetrische Sportarten verzichten möchte, kann aktiv durch gezieltes Training das Gleichgewicht wiederherstellen. Hierfür ist dann ein Training notwendig, das die unterbeanspruchten Muskelgruppen stimuliert und überbeanspruchte gezielt entspannt.

Eine asymmetrische Sportart braucht also auch immer ein asymmetrisches Training zum Ausgleich. Beispielsweise beim Tennis: Ist rechts unser Schlagarm bei der Vor- und der Rückhand, müssen wir die Muskelspannung des rechten Arms nach dem Training reduzieren, beispielsweise mit einer Nervendehnung (siehe Seite 146, »Sportler-Work-out, Übung 2«), und die Muskelfunktionsketten um den linken Arm herum stimulieren (siehe Seite 145, »Sportler-Work-out, Übung 1«). Und natürlich sollte die Vorbereitung des Körpers auf diese Sportarten immer Teil des Trainings sein (siehe Seite 137, Übung »Haltungsbooster für den Alltag« aus der »3-Minuten-Muskelgedächtnis-Routine«).

**Jede Bewegung und Tätigkeit kann Ihre Lebensenergie und Ihre Gesundheit entweder stärken oder schwächen.**

Man kann also sagen, dass mit der richtigen Bewegung, Mobilisierung, den richtigen Übungen und Glücksmomenten auf das individuelle Lebensenergie-Konto eingezahlt wird. Stehen, Sitzen und Unbeweglichkeit, aber auch eine ungesunde Ernährung sind hingegen Ausgaben und schmälern das Lebensenergie-Konto.

Im Endeffekt sollten die Einnahmen die Ausgaben übersteigen. Auf diese Weise wird ersichtlich, dass Sie durchaus auch länger sitzen oder eine asymmetrische Sportart ausüben dürfen, solange Sie nicht vergessen, die Ausgaben durch ein mindestens genauso großes Guthaben wieder auszugleichen.

Solange die Aktivitäten, die das Lebensenergie-Konto auffüllen, überwiegen, steht einem gesunden Leben nichts im Weg. Auf ein überzogenes Lebensenergie-Konto hingegen folgen Entzündungen, Reizungen, Schmerzen, Fehlhaltungen und Schäden an Bändern oder Muskeln sowie zahlreiche Krankheiten. Geben Sie stetig mehr Lebensenergie aus, als Sie zurückgewinnen, macht Sie das auf lange Sicht krank.

Oft denken Sie vielleicht, Sie tun Ihrem Körper etwas Gutes und zahlen auf Ihr Lebensenergie-Konto ein – doch stattdessen bewirken Sie eventuell gar nichts oder schaden sich sogar. Ein typisches Beispiel hierfür ist fehlerhaft durchgeführtes und nicht auf den jeweiligen Körper angepasstes Stretching, was ich Ihnen im Folgenden genauer erläutern werde.

## Muskulatur lässt sich nicht dehnen

Stretching gehört für viele zum Training dazu. Was die meisten jedoch nicht wissen, ist, wie Stretching wirklich funktioniert und was dabei im Körper abläuft. Die häufigste Fehlvorstellung in Bezug auf Stretching ist, dass dabei Muskeln gedehnt werden. Muskeln lassen sich aber nicht dehnen, da die Muskelfasern, aus denen sie bestehen, von sich aus die Fähigkeit besitzen, sich zusammenzuziehen und wieder zu verlängern. Dehnbare Anteile sind in den Muskelfasern nicht enthalten.

Stattdessen dehnen wir das, wodurch die Muskeln am Knochengerüst befestigt sind, nämlich Sehnen, sowie das, was den Muskel umschließt, und zwar die Faszien.

Um diese effektiv dehnen zu können, verwende ich in meinen Praxen eine speziell entwickelte Schockmethode: Wenn ein Muskel plötzlich einer starken Dehnung ausgesetzt wird, zieht er sich zusammen. Dies ist ein natürlicher Schutzmechanismus des Körpers. Sobald der Muskel kontrahiert ist, kann ich die Gewebeanteile an seinem Anfang und Ende behandeln, ohne den Muskel selbst direkt zu beeinflussen.

Der Muskel spannt sich reflektorisch durch die Rückkopplung mit dem Rückenmark an. Sie können sich das vorstellen wie beim Anschnallgurt im Auto: Zieht man schnell daran, dann bekommt man eine starke Gegenspannung.

Dieses Prinzip mache ich mir zunutze, um die noch dehnbaren Anteile der Muskulatur – die Sehnen am Muskelansatz und Ursprung – besser dehnen zu können.

Eine Dehnung, die auf diese Weise durchgeführt wird, fühlt sich weitaus intensiver an und wird daher nur 3 Sekunden lang gehalten. Mit dieser speziellen Dehnmethode habe ich die Therapieerfolge in meinen Praxen deutlich verbessern können. Ein Übungsbeispiel hierzu finden Sie mit der Übung »Die 60-Sekunden-Soforthilfe gegen den Hexenschuss« (siehe Seite 139).

Daneben gibt es aber natürlich noch zahlreiche weitere Methoden des Stretchings – jede für sich hat andere Zielrichtungen.

- Dynamische Dehnmethoden etwa, bei denen Dehnung mit Bewegung verbunden wird, dienen eher dazu, den Körper auf dynamische Belastungen vorzubereiten, indem sie den oben genannten natürlichen Schutzmechanismus weniger schnell einsetzen lassen. Dadurch können Sportlerinnen zum Beispiel eher an ihre Leistungsgrenze gehen, als wenn sich ihre Muskeln schützend zusammenziehen. Dynamisches Stretching erfüllt dadurch einen anderen Zweck als die in meinen Praxen angewandte Methode.
- Stretching-Methoden, in denen eine Zeit lang eine feste Position gehalten wird und man tiefer und tiefer in die Dehnung hineinsinkt, haben wiederum eine andere Intention; denn hier wird meist auf eine Aktivierung des parasympathischen Nervensystems abgezielt. Sie dienen also der Entspannung, die mitunter über den psychologischen Ansatz erreicht wird.

**Es gibt nicht *die* perfekte Dehnmethode, die für jeden und jede die richtige ist.**

Welche Dehnmethode ist für Sie zu Hause sinnvoll? Das ist schwierig zu sagen, denn Dehnen ist nicht nur intentionsabhängig, sondern etwas sehr Individuelles. Es gibt nicht die perfekte Dehnmethode, die für jeden und jede die richtige ist. Manche Methoden wirken bei einer Vielzahl von Menschen, manche bringen von Haus aus weniger, aber die einzig wahre Methode gibt es nicht.

Das rührt daher, dass sich die Muskelfasertypen bei jedem unterscheiden und die Muskelfasern individuell anders angeordnet sind.

Jemand kann mehr Muskelfasertypen einer Art haben und ein anderer weniger. Deshalb sind manche Menschen auch besser im Langstreckenlauf, während andere die geborenen Sprinter sind. Wer für den Langstreckenlauf gemacht ist, wird niemals zum Topsprinter – und umgekehrt. Das erlaubt einfach die Zusammensetzung der Muskeln nicht.

So unterschiedlich, wie die Muskeln aufgebaut sind, so verschieden können auch die Dehnmethoden sein, die für einen selbst am besten geeignet sind. Einige grundsätzliche Fehler können Sie jedoch von vornherein vermeiden, wenn Sie folgende Prinzipien beachten:

- Gehen Sie beim Dehnen bis zum Anschlag der Bewegung. Spüren Sie die Dehnung nur leicht oder mittelstark, haben Sie lediglich die Ausgangsposition für die Dehnung erreicht.
- Weichen Sie in der Bewegung nicht aus.
- Wippen Sie in der Endstellung nicht hin und her.

Bestenfalls gehen Sie wie folgt vor: Nehmen Sie eine sehr intensive Dehnposition ein, und verbleiben Sie darin für 3 Sekunden. Lösen Sie die Spannung leicht für 2 Sekunden. Bauen Sie die Spannung noch einmal auf, wiederum für 3 Sekunden. Praktizieren Sie das Ganze insgesamt 10-mal (Dehnübungen nach diesem Prinzip finden Sie auf Seite 145).

Ein starkes Dehnungsgefühl im Muskel ist normal und für die Effektivität der Übungen wichtig. Das Wichtigste ist aber, dass Sie auf den eigenen Körper hören und nicht versuchen, Schmerzen bei der Ausführung einer Dehnübung auszuhalten. Holen Sie sich hier im Zweifel frühzeitig professionellen Rat ein. Ein gut ausgebildeter Trainer oder eine Therapeutin kann Ihnen auch zeigen, in welcher Stellung Sie die richtige Intensität für die Dehnung erreicht haben, dies ist sehr individuell. Sobald einmal ermittelt, können Sie sich dieses Gefühl für später einprägen.

Mit der für Sie richtigen Dehnmethode erreichen Sie bereits viel. Noch effizienter können Sie die Dehnung allerdings gestalten, wenn Sie Ihre Nerven mobilisieren.

# Richtige Dehnung geht einem auf die Nerven

Über die Nerven werden pausenlos Impulse von der Muskulatur über die Knochen zum Rückenmark bis zum Gehirn und wieder zurück geleitet. Das bedeutet, dass Ihr Gehirn ständig und zu jeder Zeit über die Spannungszustände in jedem Muskel des Körpers Bescheid weiß. Jenes Wissen ist wichtig für die Gesunderhaltung und die bereits angesprochene Propriozeption. Nicht immer stimmen allerdings die Impulse mit dem überein, was für den Körper gerade notwendig ist. Fehlimpulse sind oft der Grund für muskuläre Überspannung und dadurch entstehende Verkürzungen und Schmerzen.

Wenn Sie zum Beispiel den größten Teil des Tages vorm Computer sitzen, ist es sehr wahrscheinlich, dass Sie in eine krumme Haltung fallen, bei der die Schultern nach vorn gezogen sind, der obere Rücken buckelt und der Kopf leicht in den Nacken fällt. Je länger Sie in einer solchen Haltung verbleiben, desto stärker prägen sich Nerven und Muskeln die Spannungszustände in der Haltung ein und erlernen sie als den Normalzustand. Selbst wenn Sie dann Ihre Haltung aktiv aufrichten und verbessern, bringen die Nerven Ihren Körper früher oder später wieder in die vorgebeugte Haltung zurück. In einem solchen Fall lediglich die Muskeln zu dehnen ist demnach nicht zielführend. Stattdessen müssen die Nerven sozusagen umprogrammiert werden, damit sie eine gesunde Haltung als den Normalzustand erlernen.

Bei dem, was ich für das bessere Verständnis die »Nervendehnung« nenne, erfolgt genau eine solche Umprogrammierung: Indem die Gleitfähigkeit der Nerven verbessert wird, senden die Nerven weniger unnötige Impulse. Das wiederum führt dazu, dass die Impulse zurück auf ein gesundes Maß gebracht werden und sich die Spannung in der umliegenden Muskulatur automatisch reduziert.

Der Nerv selbst wird dabei nicht gedehnt, sondern er wird gegen die einzelnen ihn umgebenden Schichten bewegt. Dies geschieht durch verschiedene aktive und passive Bewegungen sowie kurze, intensive Dehnungsimpulse, durch die der

Nerv auf seine maximale Spannung gebracht und anschließend wieder entlastet wird.

Nerven verlaufen zwischen Muskeln und sind von Faszien umgeben, die eine Art Gleitschicht zwischen verschiedenen Strukturen bilden. Manchmal schränken die Faszien jedoch die Beweglichkeit des Nervs ein. Durch die Nervendehnung bewegt sich der Nerv im Ergebnis besser zwischen den Faszien sowie durch das umliegende Gewebe und ist dadurch mobiler. Sein Gleitverhalten wird also verbessert, und er sendet weniger falsche Mitteilungen an den Muskel und das Gehirn.

**Indem die Gleitfähigkeit der Nerven verbessert wird, senden die Nerven weniger unnötige Impulse.**

Die Nervenmobilisation ist noch immer nicht komplett erforscht und es ist einiges an wissenschaftlicher Arbeit notwendig, um alle Vorgänge komplett zu verstehen. Neueste Erkenntnisse zeigen jedoch, wie stark der Einfluss des umgebenden Gewebes auf die Nerven und ihre Leitfähigkeit ist und dass die Mobilisation der Nerven insbesondere zur Linderung von Rücken-, Nacken-, Bein- und Fußschmerzen erfolgreich genutzt werden kann. Aus eigener Erfahrung mit meinen Patienten und Patientinnen kann ich sagen, dass sie einer der effektivsten Mechanismen ist, um ein nachhaltiges Dehnungsergebnis zu erzielen.

Im Video (siehe Scancode) zeige ich Ihnen ein Beispiel dafür, wie man die Nervendehnung erfolgreich gegen Verspannungen im Nacken einsetzen kann. Diese Übung stammt aus dem »3-Minuten-Sofortprogramm für einen schmerzfreien Nacken«, das vollständige Übungsprogramm dazu finden Sie ab Seite 144.

Übungsvideo

Diese Techniken sollten nicht direkt am Anfang eines Trainings ausgeübt werden, sondern eignen sich besser für die Zeit ein bis zwei Wochen nach Trainingsbeginn. Sie fühlen sich sehr intensiv an und sind beispielsweise ein effektives Mittel zur Schmerzbehandlung von Gelenken. Der Vorteil der Mobilisierung der Nerven ist, dass Sie die Effekte sehr schnell bemerken und die Trainingseinheiten nicht lange dauern. Die Verbesserung der Nervenmobilität sollte dabei stets mit stabilisierenden Übungen kombiniert werden, um einen Ausgleich von Mobilität und Stabilität herzustellen.

Über die Nervenmobilisation können Sie also falsch programmierten Nerven begegnen, um eine gesündere Haltung zu erreichen. Welchen Einfluss Ihre Haltung auf Ihre Gesundheit hat, sehen wir uns in den folgenden Kapiteln an, angefangen bei der Basis des Körpers: Ihren Füßen.

# 4

# ALLES EINE FRAGE DER HALTUNG

# Warum falsches Gehen krank machen kann und wie es richtig *geht*

Ein bedeutender Bereich körperlicher Gesundheit fängt wortwörtlich ganz unten an, und zwar mit Ihren Füßen. Ihre Füße sind Ihr Fundament. Haltung, Kniegelenke, Hüftgelenk, Wirbelsäule bis hoch zu den Kiefergelenken – alles baut auf ihnen auf. Hinzu kommt, dass Sie unter den Füßen Zehntausende von sensiblen Nervenenden haben, wie sie auch an den Handflächen vorkommen. Kein Wunder, denn die Balance des gesamten Körpers hängt auf entscheidende Weise von der fehlerfreien Funktion der Füße und den Mitteilungen der dortigen Nerven ab.

Wie ich bereits gesagt habe, ist alles im Körper miteinander verbunden und beeinflusst sich gegenseitig. Es überrascht also nicht, dass die Füße eine große Rolle in der Gesamtgesundheit des Körpers spielen und sich ihre Stellung enorm auf viele andere Strukturen des Körpers auswirken kann. Auch für die richtige Ausführung vieler meiner Übungen sind sie ausschlaggebend.

**Ihre Füße sind Ihr Fundament.**

Etwa 70 Prozent der Erwachsenen in Deutschland weisen eine Fußfehlstellung auf – diese Zahl zeigt, dass der »Normfuß« tatsächlich die Ausnahme ist. Fußfehlstellungen können angeboren oder angeeignet sein und finden sich nicht nur bei älteren Leuten, sondern durchwegs in allen Altersgruppen.

Nicht immer geht eine Fehlstellung direkt mit Schmerzen einher. Oft dauert es viele Jahre, bevor sich Probleme bemerkbar machen. Dann können jedoch sowohl die Füße, unter anderem durch Platt-, Senk- und Spreizfüße, Hallux valgus (Ballenzeh) oder Fersensporn, betroffen sein als auch der restliche Körper. Knie-, Hüft-, Rücken- oder auch Kopfschmerzen treten nun als mögliche Symptome auf.

Eines Tages kam eine Patientin mit Fußschmerzen zu mir in die Praxis. Sie beklagte sich, dass sie durch diese Schmerzen im Alltag massiv eingeschränkt sei. Dies ginge so weit, dass sie sich schon extraweite Schuhe kaufe, um die Schmerzen abzufedern. An Sport sei gar nicht erst zu denken. Nebenbei erwähnte sie, dass auch ihr Knie auf der gleichen Seite schon seit vielen Jahren chronisch schmerze. Ich erklärte ihr, dass die Knieschmerzen und ihre Fußprobleme miteinander zusammenhingen und der Hallux valgus sich als Resultat der Kompensation verschlimmert habe. Völlig ungläubig winkte sie ab – die Knieschmerzen seien schon so viele Jahre da, und sie würde diese normalerweise schon gar nicht mehr erwähnen, unzählige Behandlungen bei zahlreichen Physiotherapeuten und Orthopädinnen hätten ihr nicht helfen können. So habe sie sich mit dem Schmerz abgefunden. Die Fußprobleme hingegen seien erst später hinzugekommen. Hier habe sie die Hoffnung noch nicht aufgegeben. So erklärte ich ihr, dass Fuß und Knie sehr eng zusammenhängen und eine Fehlstellung im Knie, die Schmerzen verursacht, sehr leicht auch eine Fehlbelastung am Fuß hervorrufen kann, die dann ebenfalls Schmerzen hervorruft.

Ich bat sie, meiner Expertise zu vertrauen, und so behandelte ich sowohl ihr Knie als auch die kurze Fußmuskulatur. Zudem zeigte ich ihr für beides stärkende Übungen. Nur kurze Zeit später waren ihre Knieschmerzen weg – ein Leid, von dem sie schon gedacht hatte, dass sie sich für den Rest ihres Lebens damit abfinden müsste. Auch die Fußschmerzen gingen stark zurück, und die Position des Großzehs verbesserte sich, sodass sie sich im Alltag wieder ungehindert bewegen konnte.

Wie kommt es aber nun zu solchen angeeigneten Fehlstellungen und Fußproblemen? Die zwei wahrscheinlich ausschlaggebendsten Faktoren für Ihre Fußgesundheit sind zum einen Ihre gesamte Gangart und die Weise, wie Sie Ihre Füße im Einzelnen bewegen, zum anderen das Schuhwerk und die Socken, die Sie tragen. Diese Faktoren sind eng miteinander verknüpft und bedingen sich gegenseitig.

Die meisten heutzutage gängigen Schuhe haben eine sogenannte Fersensprengung. Dies ist der Abstand, den der Schuh zwischen Ferse und Boden herstellt. Je hochhackiger der Schuh, desto höher die Fersensprengung. Diese verändert die gesamte Statik und Balance des Körpers und fördert fersenlastiges Stehen, was kontraproduktiv für eine gleichmäßige Lastverteilung ist. Sie kippen sozusagen nach vorn, und verschiedene Muskelketten müssen diesen Prozess auffangen. Eine Fersensprengung führt außerdem zu einem zu harten Fersenauftritt während des Laufens. Dies kann sich unter anderem auf die Gesundheit von Knien, Hüfte und Wirbelsäule auswirken.

**Gehen Sie möglichst häufig barfuß, am besten auf unbefestigtem, natürlichem Untergrund.**

Ein effektives Mittel gegen all diese Problematiken ist relativ einfach: Gehen Sie möglichst häufig barfuß, am besten auf unbefestigtem, natürlichem Untergrund. Dies aktiviert die Tiefenmuskulatur und sorgt so für eine Verbesserung der Fußmotorik und einen geschmeidigen Gang.

Wenn Sie nicht die Möglichkeit haben, regelmäßig in Garten, Wald, Stadtpark oder am Strand barfuß zu gehen, sollten Sie so oft wie möglich auf Schuhe verzichten und täglich eine Dehnung der Fußinnenseiten durchführen. Über den Scancode finden Sie effektive Übungen dafür.

Übungsvideo

Auch zu enge Socken können schädlich für die Füße sein, da sie möglicherweise zu Fehlstellungen der Zehen führen. Socken sollten besonders im vorderen Bereich weit genug sein und Schuhe die Ferse nicht erhöhen, wie es bei den meisten Anzugschuhen, aber auch bei vielen Laufschuhen der Fall ist.

Für eine sichere Bewegung im Raum müssen die Füße dem Gehirn kontinuierlich mitteilen, was unter ihnen vorgeht. Falsches Schuhwerk nimmt den Füßen den Kontakt zum Boden und behindert dadurch diese Fähigkeit der Wahrnehmung. Infolgedessen ist es für das Gehirn schwieriger, Schwerkraftempfinden und Gleichgewicht entsprechend wahrzunehmen.

Neben diesen äußeren Faktoren wirken sich auch andere Vorgänge des Körpers auf die Füße aus. Jeder Mensch besitzt ein Stand- und ein Spielbein. Dies bedeutet, dass ein Bein verstärkt das Tragen des Körpergewichts übernimmt, während das andere frei für Bewegung ist. Im Fußball ist zum Beispiel das Spielbein das geschicktere, dessen Feinmotorik dafür sorgt, dass der Ball sicher im Netz landet. Beim normalen Laufen wechseln sich Stand- und Spielbein ab: Ein Bein trägt das Gewicht, das andere bewegt sich nach vorn.

Wenn sich unser Körper nun von einer Fehlbelastung bedroht fühlt, baut er eine natürliche Schutzspannung auf. Das zentrale Nervensystem »verbietet« uns dann sozusagen andere Positionen. Das kann dazu führen, dass das Standbein noch häufiger die Belastung des Körpergewichts übernimmt, während das Spielbein unterbelastet wird. Um Dysbalancen und somit auch Spätfolgen zu vermeiden, ist es jedoch wichtig, das Standbein nicht übermäßig, sondern beide Beine möglichst gleichmäßig zu belasten. Die Rollen des Spiel- und des Standbeins sollten sich also zwischen den beiden Beinen abwechseln.

**Die zwei wahrscheinlich ausschlaggebendsten Faktoren für Ihre Fußgesundheit sind zum einen Ihre Gangart und zum anderen das, was Sie an Ihren Füßen tragen.**

Damit kommen wir zum wichtigsten Punkt: Wie *geht* es richtig? Und was können Sie tun, wenn Sie Fußfehlstellungen an sich festgestellt haben?

Um der Zehenposition näher zu kommen, die in der optimalen Grundstellung anhand der sogenannten Meyer'schen Linie beschrieben wird, empfehle ich, folgende Übung mehrmals täglich auszuführen (diese Linie ist nach dem Mediziner, Dozenten und Anatomieautor Professor Georg Hermann von Meyer benannt, der Mitte des 19. Jahrhunderts eine anatomisch angepasste Fußbekleidung mit Rechts-links-Unterscheidung entwarf): Ziehen Sie alle Zehen hoch, und legen Sie anschließend von außen nach innen einen Zeh nach dem anderen wieder ab wie einen Fächer. Helfen Sie gegebenenfalls mit den Fingern nach, um den großen Zeh richtig zu positionieren. Dies trainiert viele verschiedene Muskeln, die an der Haltung Ihrer Zehen beteiligt sind, und fördert die Feinmotorik der Füße.

Übungsvideo

Beim Stehen und Gehen gilt: Machen Sie kleine Schritte, und lassen Sie die Knie immer leicht gebeugt, sodass die Oberschenkelmuskulatur mitarbeiten kann. Für eine schonendere Gangart setzen Sie zuerst den Vorderfuß auf und senken dann sanft den Hinterfuß, also die Ferse, auf den Boden. Dies ist das Gegenteil vom weitverbreiteten Fersengang. Bei diesem wirken Kräfte entgegen der Laufrichtung. Auch die Achillessehne, unsere stärkste Sehne, sowie die Wadenmuskulatur werden beim Fersengang kaum verwendet. Dadurch können Muskulatur und Sehnen den Stoß beim Laufen schlechter abfangen, was sich ungünstig auf das Skelett und die Gelenke auswirken kann.

Tipp: Wenn Sie es eilig haben, machen Sie keine größeren Schritte, sondern wechseln Sie besser die Gangart. (Große Schritte haben zur Folge, dass die Knie gestreckt werden. Hierdurch können die Schritte nicht mehr ausreichend abgefedert werden. Dies belastet nicht nur die Knie, die Erschütterungen können sich sogar bis zur Wirbelsäule hinaufziehen. Ich empfehle langsames Gehen bis zu ungefähr 4,4 Stundenkilometern. Zum anderen den Wechsel ins sogenannte Joggingtempo bei Eile.)

Prüfen Sie auch die Position Ihrer Kniescheiben: Sie sollten optimalerweise beide nach vorn oder leicht nach außen, jedoch keinesfalls nach innen zeigen.

Zur Verbesserung der Beinachse empfehle ich »Ganzheitliche Fußgesundheit, Übung 2« aus dem Programm »Das 4-Minuten-Work-out für ganzheitliche Fußgesundheit«, Seite 176.

Oft genug lassen sich Schuhe nicht vermeiden – man kann wohl kaum ohne Schuhe in ein schickes Restaurant oder zur Arbeit gehen. Gemäß der oben erläuterten Theorie der Lebensenergie geben Sie hier Energie aus. Dies ist in Ordnung, solange Sie anschließend etwas tun, um Ihre Lebensenergie zurückzugewinnen. Gesundes Barfußlaufen ist eine solche Maßnahme. Solange Sie also achtsam mit Ihren Füßen umgehen und ihnen regelmäßig etwas Gutes tun, bleiben sie auch lange ein stabiles und gesundes Fundament für den übrigen Körper.

## Die Wahrheit über den Hallux valgus: warum er nur das Symptom ist und nicht das Problem

Eine der häufigsten Fußfehlstellungen ist der Hallux valgus, eine Deformität im Vorfuß, bei welcher der große Zeh nach innen zeigt, während das Grundgelenk am Ballen nach außen drückt. Er wird deshalb auch

»Ballenzeh« genannt. Für viele, die unter Schmerzen und Druckstellen aufgrund eines Hallux valgus leiden, ist die Operation das einzige Mittel der Wahl. Dabei ist auch hier das, was Sie sehen, nur ein Symptom, und der Ursprung liegt an anderer Stelle (IQWiG 2018).

Auf der gesamten Körperrückseite gibt es eine Muskelkette, die vollständig miteinander verbunden ist und zusammenhängt. Stellen Sie sich Ihren Körper einmal wie ein Uhrwerk vor: Wenn die Uhr aufhört zu laufen, sind selten alle Zahnräder kaputt, sondern lediglich ein ganz bestimmtes Puzzleteil im Zusammenspiel ist nicht funktionsfähig. Man muss also nur das betroffene Zahnrad finden und reparieren, dann läuft die Uhr wieder einwandfrei. Dies gilt auch für die Muskelketten in Ihrem Körper. Der Hallux valgus ist in dem Fall symbolisch der stehen gebliebene Zeiger der Uhr. Würden Sie versuchen, den Zeiger mit aller Gewalt in Bewegung zu setzen? Vermutlich nicht. Erfolgreich wäre das auch keineswegs. Also gilt es, das defekte Puzzleteil ausfindig zu machen und zu behandeln.

Zuerst muss man die Muskelketten verstehen, bevor man mit ihnen arbeitet. Im Fall des Hallux valgus gehören dazu der lange und der kurze Großzehbeuger, welche die Fehlstellung letztendlich langfristig provozierten. Natürlich kann man diese lokal behandeln und die Gegenspieler beüben. Das Internet ist voll von speziellem Schuhwerk oder Zehenzangen für Menschen mit Hallux valgus. Für die Verbesserung der Gesamtsituation mag das vielleicht fürs Erste sinnvoll sein, allerdings bringt es keinen langfristigen Nutzen, wenn man den Rest der Muskelkette, die das Problem auslöst, außer Acht lässt.

**Für viele, die unter Schmerzen und Druckstellen aufgrund eines Hallux valgus leiden, ist die Operation das einzige Mittel der Wahl. Dabei ist auch hier das, was Sie sehen, nur ein Symptom, und der Ursprung liegt an anderer Stelle.**

Die unterschiedlichen Muskeln der hinteren Muskelkette teilen sich die Arbeit in der Muskelgruppe auf – jeder Muskel vom Nacken bis zum Fuß hat eine bestimmte Spannung, die er auffangen soll. Im Optimalfall ist die Spannungsbelastung der Muskulatur innerhalb der Muskelgruppe dadurch sehr ausgeglichen. Größere Muskeln nehmen mehr Spannung auf, kleinere weniger.

Beim Auftreten eines Hallux valgus ist die Aufteilung jedoch in eine Dysbalance geraten. Dies kann zum Beispiel an einem schwachen Beinbeuger liegen, also dem Muskel an der Rückseite der Oberschenkel. Für viele meiner Patienten klingt das erst einmal paradox, weil dieser Muskel doch sehr oft durch ständiges Sitzen deutlich verkürzt ist und unter tendenziell starker Spannung steht.

Genau da liegt aber das Problem: Der Beinbeuger ist gestresst, weil er nicht die von ihm erwartete Kraft aufbringen kann, und baut somit tendenziell zu viel Spannung auf. Er versucht eben mit aller Kraft, den Anforderungen gerecht zu werden. Dadurch wirft er alle anderen an der Muskelkette beteiligten Muskeln aus dem Lot. Die Spannungsaufteilung stimmt nicht mehr. Das ist nur ein Beispiel von vielen, wie vor lauter Symptomen die Ursache aus dem Blick gerät – so sehr sogar, dass der Irrglaube entsteht, es gäbe gar keine andere Ursache, sondern das Symptom stünde für sich.

Um diese Situation zu verbessern, sollte man diesen Muskel nicht isoliert dehnen, sondern vielmehr in seiner Funktion trainieren. Die über den Scancode abrufbare Übung stammt aus dem Programm »Das 4-Minuten-Work-out für ganzheitliche Fußgesundheit« (ab Seite 176).

Übungsvideo

Stimmt Ihre Fußhaltung, steht Ihre Gesundheit auf dem richtigen Fundament. Viele weitere Aspekte beeinflussen die Haltung jedoch ebenfalls und wirken sich dadurch auf Ihre gesamte Gesundheit aus, denn im Endeffekt ist alles eine Frage der Haltung.

# Korrekte Haltung lernt sich früh: warum das Baby krabbeln muss

Die Grundlagen für eine gesunde Haltung werden bereits früh im Leben gelegt, und zwar im Säuglingsalter. Was hat aber die Haltung eines Babys mit der komplett anderen Haltung eines Erwachsenen zu tun?

Ein gesundes Baby besitzt nach der Geburt zuallererst eine C-förmige Wirbelsäule. Erst im Laufe der Zeit streckt sich diese und bildet die klassische Doppel-S-Form.

Das Doppel-S ist notwendig, um eine ausreichende Federung für den aufrechten Gang zu erhalten. Da Babys noch nicht aufrecht gehen, brauchen sie auch noch kein Doppel-S. Stattdessen ist der Prozess des Krabbelns, der Bewegung auf allen vieren, von entscheidender Bedeutung für die Entwicklung des Kindes, sowohl der physischen als auch der psychischen (Butcher et al. 2013, Schmoe 2021, Zukunft-Huber 2002).

Viele Eltern wissen über die Wichtigkeit des Krabbelns nicht Bescheid und motivieren ihr Kind dazu, früh zu laufen. Ein Baby hinzusetzen, es zum Stehen oder Laufen zu ermutigen, anstatt es krabbeln zu lassen, ist dabei aber deutlich schlechter für seine Entwicklung, als wenn es das Sitzen, Stehen und Laufen von ganz allein beginnt.

Kinder, die wenig oder gar nicht gekrabbelt und zu früh aufgestanden sind, leiden überdurchschnittlich oft an einem instabilen Becken und einer schlechten Schulterhaltung. Diese beiden Merkmale finden sich dann auch im Erwachsenenalter wieder und lösen viele der häufig vorkommenden Haltungsbeschwerden und Probleme aus, wie zum Beispiel Schmerzen im Knie oder im Bereich der unteren Lendenwirbelsäule. Dadurch wirkt sich das Krabbeln eines Babys also direkt auf seine spätere Gesundheit aus.

Der Irrglaube, dass Krabbeln nicht zwingend nötig sei, ist jedoch leider weit verbreitet. So ging es auch einem Elternpaar, das mit seinem Baby in eine meiner Praxen kam. Sie fragten, wann das Kind denn laufen lerne und wann sie anfangen könnten, es hinzustellen. Sie gingen davon aus, dass es für die gesunde Entwicklung ihres Kindes ausreiche, sitzend zu spielen und in dieser Weise aktiv zu sein. Natürlich sind spielerische Aktivitäten im Sitzen wichtig, insbesondere zur Entwicklung der Feinmotorik und des Gehirns – das Krabbeln darf aber als elementarer Schritt in der kindlichen Entwicklung nicht ausbleiben.

Ein Baby sollte so lange wie möglich krabbeln, so lange, bis es von sich aus zum freien Sitzen und den ersten aufrechten Schritten findet, und auch danach noch – je länger, desto besser. Nur so entwickelt es die entsprechende Muskulatur und die Koordinationsfähigkeit, die es für alle später folgenden Haltungen und Bewegungen braucht.

Da darf das Baby auch gern auf den Bauch gelegt werden, um es zum Krabbeln zu animieren. Viele Eltern tun genau das nicht, was auf den ersten Blick auch verständlich ist: Oft schreien Babys, wenn sie auf den Bauch gelegt werden, denn in sitzender Position können sie mehr von der Welt um sich herum sehen. Von der Bauchlage in den Sitz zu gelangen erfordert einiges an Anstrengung. Babys agieren dabei wie jeder andere auch: Sie versuchen, den Weg des geringsten Widerstands zu wählen, und neigen zur Bequemlichkeit. Krabbeln ist eine der anstrengendsten Aktivitäten. Der menschliche Körper ist evolutionsbedingt nicht mehr dafür ausgelegt, weshalb natürlicherweise als nächster Schritt der aufrechte Gang folgt.

Die Entwicklungsphasen Bauchlage–Krabbeln–Sitzen–Laufen sind ein notwendiger Prozess, und keine der Phasen sollte ausgelassen werden. Das Kind wird sich von allein aus der anstrengenden Krabbelhaltung hinausbewegen und zum Stand hochziehen, und das ist auch gut so. Es sollte in keinem Fall hochgezogen und hingestellt werden.

**Krabbeln ist so lange nötig, bis ein Baby von sich aus zum freien Sitzen und den ersten aufrechten Schritten findet, und auch danach noch – je länger, desto besser.**

Das erwähnte Elternpaar legte gemäß diesen Empfehlungen sein Kind öfter auf den Bauch, woraufhin es zwar zuerst mehr schrie. Nach zwei Wochen fing es aber bereits an zu krabbeln, und es krabbelt mittlerweile sehr aktiv und ausdauernd. Sobald es anfängt zu laufen, wird sich das positiv auf seine Stabilität im Gehen auswirken, da es bereits durch das Krabbeln eine gut ausgebildete Schultergürtel- und Beckenmuskulatur gewonnen hat.

Viele Menschen, die mit Krafttraining anfangen, machen den Fehler, ihren Körper direkt Belastungen auszusetzen, die für passive Strukturen wie Sehnen und Bänder, aber auch für die tiefer liegenden stabilisierenden Muskelgruppen zu hoch sind. Genauso ist es auch bei einem Kind, das zu früh anfängt zu laufen. Es hat noch nicht die notwendigen Strukturen gestärkt und die Stabilität erlangt, die das Laufen unterstützen.

Das Klettern ist ein ähnlicher Prozess, der oft zu kurz kommt. Klettern ist sozusagen das Krabbeln in der Vertikalen. Kleinkinder klettern heutzutage deutlich weniger, als es Kinder noch vor fünfzig Jahren taten. Dabei ist auch das Klettern eine hervorragende und natürliche Kräftigungsmaßnahme für Schultern und Becken.

Eltern, die ihrem Kind etwas Gutes tun wollen, sollten es so lange wie möglich krabbeln lassen und es auch zum Krabbeln ermutigen. Krabbeln ist das natürlichste Training der Körpermitte, das man sich wünschen kann. In der Folge wird das Kind nicht nur im Laufen, sondern im gesamten Leben stabiler sein.

## Der intelligente Körper: So bringen wir uns auch als Erwachsene noch Haltung bei

Haltung – egal, ob eine gesunde oder ungesunde – ist ein Modus, in dem sich unsere Muskelkette befindet. Von Natur aus besitzen die meisten Menschen eine gesunde Muskelkette und eine entsprechend gesunde Haltung. Durch Tätigkeiten, die Lebensenergie kosten, sowie durch Unachtsamkeit und falsche Alltagshaltung gewöhnt man der Muskelkette jedoch einen anderen Modus an. Ist eine Haltung erst zur Gewohnheit geworden, braucht es Zeit und Ausdauer, um sie zu ändern. Haben Sie schon einmal versucht, aufrechter zu stehen und diesen Stand den ganzen Tag lang durchzuhalten? Falls ja, dann wissen Sie, dass der Körper, sobald Sie nicht mehr bewusst an Ihre Haltung denken, in die alte Position zurückfällt.

Das liegt an der bereits angesprochenen Propriozeption, dem Gelenk-Muskel-Gedächtnis des Körpers.

Jeder Muskel teilt dem zentralen Nervensystem ununterbrochen mit, was mit ihm vorgeht. Auf diese Weise wissen Sie, auch ohne hinsehen zu müssen, immer ganz genau, wo sich Ihre Gliedmaßen gerade befinden. Dies führt aber auch dazu, dass Muskeln in einen bestimmten Ausgangszustand zurückfinden, sofern Sie sie nicht aktiv daran hindern.

Ihr Körper besitzt also eine interne Intelligenz, weshalb ich in diesem Zusammenhang vom Konzept »How smart is your body?« (»Wie klug ist Ihr Körper?«) spreche. Die Übungen meiner Methode basieren auf der genannten Propriozeption oder noch genauer ausgedrückt auf der propriozeptiven neuromuskulären Fazilitation (lat. *facilis* [»leicht, mühelos«]). Bewegungen werden erleichtert, indem das Zusammenspiel von Nerven, Muskeln und den enthaltenen Rezeptoren (neuromuskulär) verbessert wird. Denn wenn die Rezeptoren oder Spannungsmesser im Muskel korrekt eingestellt sind, prägt sich dies auch das Nervensystem ein und kann dadurch besser und schneller beurteilen, wenn Sie in eine falsche Haltung abrutschen.

Eine gesunde Haltung kann also auf zweierlei Arten entstehen: Entweder konzentriert man sich stets auf die eigene Haltung, wodurch der Muskel lernt, wie sein Spannungsmesser eingestellt sein muss – das Gehirn teilt dem Muskel dann die richtige Haltung mit. Dies gestaltet sich aber in unserem unsymmetrischen Alltag meist als sehr schwierig. Oder man trainiert den Muskel entsprechend und stimuliert die Nervenbahnen in der Muskelkette, damit sie von sich aus die richtige Spannung aufweisen – dann meldet der Muskel wiederum dem Gehirn die richtige Haltung.

Wird letztere Herangehensweise über einen längeren Zeitraum hinweg ausgeübt und das Nervensystem auf die neue Haltung eingestellt, ist man am Schluss gewohnt, automatisch eine gesunde Haltung einzunehmen.

So, wie Sie sich eine ungesunde Haltung angewöhnen können, hilft dieses Konzept Ihnen dabei, eine gesunde Haltung zurückzugewinnen oder aufzubauen. Dafür bedarf es lediglich 3 Minuten täglich einfacher Übungen mit bewusster Wahrnehmung des eigenen Körpers, auf die ich weiter unten noch genauer eingehe.

Selbst jemand, der sich beruflich bedingt oft ungesund bewegt oder in ungesunder Haltung arbeitet, kann mit einer richtig eingestellten Muskelkette trotzdem eine gesunde Alltagshaltung wiederfinden. Haltung wird so zum Automatismus, und Sie müssen sich nicht mehr aktiv darauf konzentrieren (In dem über den Scancode abrufbaren Video wird beispielhaft eine Übung dafür gezeigt).

Übungsvideo

Wichtig bei jeder Übung ist wie immer, dass Sie mit voller Konzentration bei der Sache sind und auf den eigenen Körper hören. Indem Sie Ihre Achtsamkeit und Ihr Körpergefühl trainieren, tun Sie auch etwas für Ihr körpereigenes Präventionssystem, denn diese Eigenschaften sind notwendig, um Fehlhaltungen und Änderungen frühzeitig zu erkennen.

**Gegensteuern ist bereits dann angebracht, wenn Sie merken, dass etwas in die falsche Richtung läuft, nicht erst, wenn Sie deutlich vom Weg abgekommen sind.**

Oftmals bemerken Menschen viel zu spät, dass sich Schäden im Körper bilden. Leichte Schmerzen und Unwohlsein sowie Probleme bei Bewegungsabläufen sind hilfreiche Warnsignale. Leider werden diese oft überhört oder ignoriert, bis es zu stärkeren Schmerzen kommt – dann aber haben Strukturen bereits Schaden genommen. Gegensteuern ist bereits dann angebracht, wenn Sie feststellen, dass etwas in die falsche Richtung läuft, nicht erst, wenn Sie deutlich vom Weg abgekommen sind. Die richtige Körperwahrnehmung und Propriozeption kann dabei helfen, ein Problem frühzeitig festzustellen und zu lösen, bevor es ernst wird. Das Wichtigste ist daher, Aufmerksamkeit für Vorgänge im und um den eigenen Körper herum zu entwickeln, um Veränderungen frühzeitig feststellen zu können.

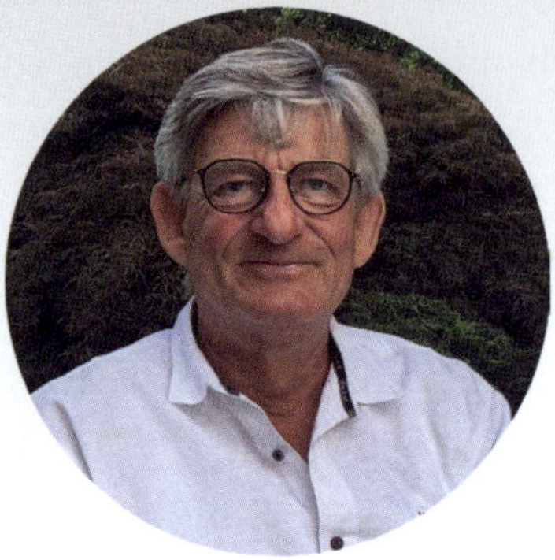

**Dr. med. Michael Kraemer**
Facharzt für Orthopädie

**Expertenkommentar zum Buchkapitel**

„Schon in der Antike wusste man, dass ein gesunder Geist von einem gesunden Körper profitiert.

Als Orthopäde, der sich seit Jahrzehnten mit dem Zusammenhang einer korrekten Körperhaltung, Bewegung und Gesundheit beschäftigt, habe ich gelernt, was es bedeutet, wenn wir uns nicht konsequent mit dem Thema Bewegung beschäftigen.

Gerade die Erfahrungen aus der Corona-Pandemie haben auf das Schmerzlichste gezeigt, wie dramatisch sich Bewegungsmangel auswirkt. Adipositas, Diabetes, psychosomatische Beeinträchtigungen sind exemplarische Krankheitsbilder mit unabsehbaren Folgen.

Dabei wäre es so leicht, präventiv tätig zu sein: In nur wenigen Minuten am Tag können Sie ein erfrischendes, gezieltes Übungsprogramm durchführen, das sich leicht in den Alltag integrieren lässt, effektiv, gesundheitsfördernd und wohltuend ist.

Packen Sie es an, seien Sie konsequent. Ihr Geist und Ihr Körper werden es Ihnen danken.“

# Das Körperhaltungsparadoxon

Nicht immer wird dabei schnell ersichtlich, was das Beste für den eigenen Körper ist. Viele Patienten fragen mich nach der »richtigen Körperhaltung«. Meine Antwort gefällt ihnen dann meist nicht: *Die* richtige Körperhaltung gibt es nicht. Jeder Körper ist individuell und braucht seine eigene Haltung, um perfekt zu funktionieren.

Und ich gehe sogar noch weiter und sage: Nur eine einzige Haltung an sich ist bereits schlecht. Das heißt, jede Stellung, die man für eine längere Zeit hinweg einnimmt, ist gesundheitsschädlich. Am besten ist es, ständig in Bewegung zu bleiben. Jede Haltung, die lange gehalten wird, ist für den Körper ungesund. Der Mensch ist ein dynamisches Wesen, er ist für Bewegung gemacht. Studien besagen, dass der durchschnittliche Steinzeitmensch jeden Tag circa 16 Kilometer lief. Heutzutage ist man bereits froh, wenn man 800 Meter zurücklegt.

**Am besten ist es, die eigene Haltung ständig zu ändern und in Bewegung zu bleiben.**

Die gesündeste Haltung ist also die, bei der man mindestens alle halbe Stunde die Haltung wechselt, beispielsweise vom Sitz in den Stand oder vom Stand in den Sitz. Der Wechsel von stehender und sitzender Haltung ist eine gute Kombination, da die Belastungen in den beiden Haltungen sehr unterschiedlich sind und beide Positionen leicht mit einer arbeitenden Tätigkeit vereinbar sind.

Insbesondere am Arbeitsplatz kann ein Wechsel der Haltung allerdings unbeliebt sein, da er den Gedankenfluss unterbricht und Zeit kostet. So hatte ich eine Patientin, der selbst die 20 Sekunden, die ihr Computer zum Hochfahren brauchte, bereits deutlich zu lange dauerten. Ich empfahl ihr daher, sich verschiedene Arbeitsplätze direkt nebeneinander zu schaffen, zum Beispiel ein Stehpult und einen normalen Schreibtisch mit Stuhl, jeweils mit einem Monitor, welche miteinander verbunden sind. So konnte sie binnen weniger Sekunden von einer Haltung in die andere wechseln, ohne dass der Gedankenfluss abriss oder die Produktivität darunter litt. Bereits nach kurzer Zeit haben diese einfachen Änderungen ihre Beschwerden enorm gelindert.

Stetiger Wechsel ist also der Schlüssel zum Erfolg. Nur einen Stehschreibtisch zu benutzen wäre somit genauso falsch, wie nur zu sitzen. Ohne Bewegung fehlen Druck und Zug auf die körperlichen Strukturen. Eine gute Nährstoffversorgung der Gelenke und Bandscheiben hängt entscheidend davon ab, wie oft man sich bewegt und die Haltung ändert.

Auch wenn ein Wechsel der Haltung die beste Methode ist, so können doch einzelne Haltungen als »gesünder« und »weniger gesund« eingestuft werden. Sitzen ist beispielsweise eine der ungesündesten Alltagshaltungen. Stehen ist besser, allerdings können Haltungsfehler im Stehen schnell zu Beschwerden führen, beispielsweise durch das Stehen mit durchgedrückten Knien und Hohlkreuz. Liegen ist weniger schädlich als Sitzen und Stehen, da es mit weniger Belastungen einhergeht. Auf Dauer ist jedoch jede statische Position schädlich, weshalb ich es noch einmal betone: Die beste Haltung ist eine, die ständig wechselt. Die Dynamik im Wechsel der Haltung ist das, was den Körper gesund erhält.

## Wie falsche Handynutzung Kopfschmerzen verursacht

Der Handynacken – auch »Schildkrötenhals« genannt – ist eine Haltung, die von vielen Menschen beinah dauerhaft eingenommen wird. Der Name rührt daher, dass ein häufiger Auslöser für diese Haltung der Blick auf das Handy oder den Computerbildschirm ist. Dabei verschiebt sich der Schwerpunkt des Kopfes über den Nacken hinaus nach vorn – das klingt erst einmal nicht dramatisch, hat aber extreme Folgen. Durch die Vorverschiebung wirkt sich die Erdanziehungskraft stärker auf den Kopf aus, der dadurch für den Nacken schwerer wird und eine höhere Belastung darstellt. Hinzu kommt, dass die Rückenmuskulatur gestreckt und die Brustmuskulatur verkürzt wird. All das hat enorme Auswirkungen auf den gesamten Körper.

Hätten Sie zum Beispiel gedacht, dass es einen hundertprozentigen

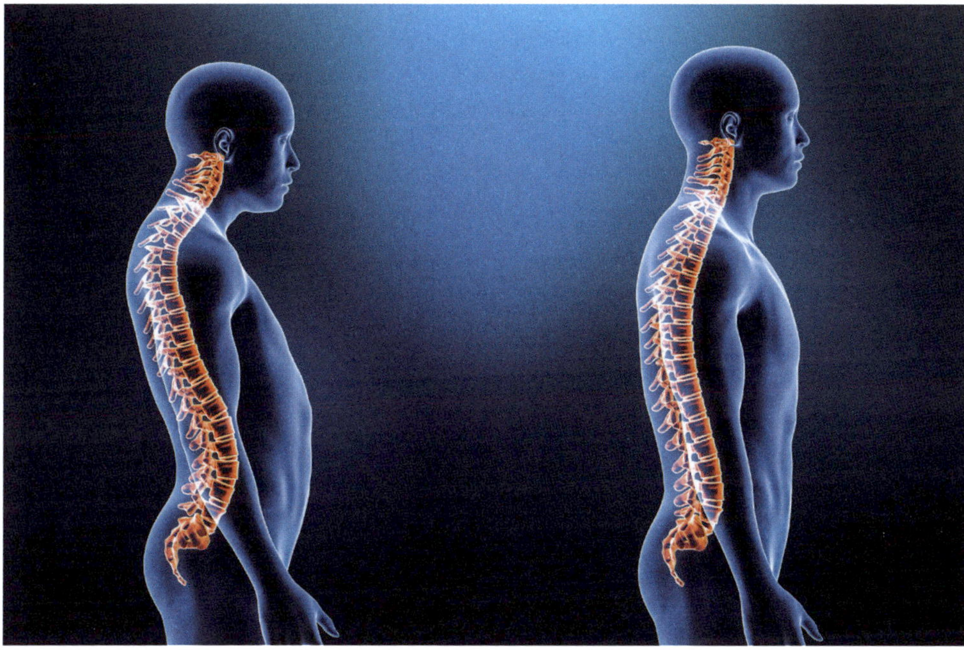

Zusammenhang zwischen falscher Nackenhaltung und Migräne gibt? Mütter wissen: Ein kleines Baby sollte nie ohne Stabilisierung des Kopfes gehalten werden. Das liegt daran, dass sonst eine ungemeine Anzahl empfindlicher Strukturen im Nacken der Last des Kopfes ausgesetzt sind, der noch zu schwer für die ungeübte Halsmuskulatur ist. Gleiches gilt jedoch auch für den Erwachsenen: Wer jahrelang den Kopf in den Nacken fallen lässt oder mit einem Handynacken herumsitzt, nutzt seine Halswirbelsäule ab.

Diese Fehlhaltung des Nackens kann dazu führen, dass Blutgefäße verengt werden, was wiederum zu Sauerstoffmangel führen kann. Auf diesen können Migräne und Kopfschmerzen folgen. Auch Verspannungen des Rückens, Nackens und der Schultern sind Nachwehen des Handynackens. Langfristig kann es darüber hinaus zu geschädigten Bandscheiben in der Halswirbelsäule und zu einer Verstauchung des Nackens kommen.

Dabei ist es nicht schwer, eine solche Fehlhaltung zu beheben. Zum Beispiel können Sie, statt den Kopf nach vorn zu rücken, das Handy näher an sich heranbringen und die Augen senken. Wichtig ist auch hier, sich der eigenen Haltung bewusst zu werden. Mit speziellen Übungen, auf die ich in Kapitel 7 näher eingehe (siehe Seite 133 ff.), lässt sich bereits entstandenen Verkürzungen von Muskeln begegnen, sodass der Körper weniger leicht in die ungesunde Haltung fällt.

## Fehlhaltungen des Körpers nicht nur analysieren, sondern auch korrigieren

So wichtig es ist, herauszufinden, was in Ihrem Körper vor sich geht, so bleibt das wahre Ziel doch stets, die Ursachen von Beschwerden zu korrigieren und Fehlhaltungen zu beheben. Dabei ist es nahezu unbedeutend, woher eine Fehlhaltung kommt, zum Beispiel ob sie angeboren ist, durch ein Organ ausgelöst wird oder vielleicht durch einen Unfall oder eine Operation. Oft verzetteln sich Patienten in der Suche und in der Analyse der Ursache ihrer Beschwerden. Wenn diese Suche dann nicht zum Ziel führt, geben viele auf. Wer aber über den Schritt des »Woher« nicht hinauskommt, erzielt am Schluss auch keine Besserung.

Das bedeutet nicht, dass die Ursachensuche zu kurz kommen darf. Wie bereits angesprochen, ist es von ausschlaggebender Bedeutung, nicht Symptome, sondern Ursachen zu bekämpfen. Was ich meine, ist, dass man selbst ohne das Wissen um die genaue Herkunft einer Fehlhaltung bereits an ihr arbeiten kann, indem ganzheitlich möglichst viele Ursachen abgedeckt werden. Praktisch bedeutet dies, dass man rund um die betroffene Stelle arbeitet und umliegende Muskeln und Gelenke sowohl mobilisiert als auch stabilisiert. Die Ursachenanalyse kann dann zeitgleich vorgenommen werden und ist oft sogar effizienter, wenn sie gemeinsam mit der Korrektur der Fehlhaltung stattfindet.

Selbst Patientinnen, die eine erfolgreiche Ursachenforschung betrieben oder eine eindeutige Diagnose vom behandelnden Arzt erhalten haben, tappen erstaunlich oft in die Falle, im Anschluss nichts an den Ursachen zu ändern. Sie wissen dann zwar, welche Umstände in ihrem Körper vorliegen, machen aber nicht den Schritt zur aktiven Korrektur.

Das Wissen allein mag beim Verständnis des eigenen Körpers helfen, es reicht jedoch nicht aus, um Schmerzen zu lindern oder Fehlhaltungen zu korrigieren.

**Das Wissen allein mag beim Verständnis des eigenen Körpers helfen, es reicht jedoch nicht aus, um Schmerzen zu lindern oder Fehlhaltungen zu korrigieren.**

Wurden bei der Analyse also Probleme festgestellt – selbst wenn sie noch so klein sind –, sollte direkt aktiv an der Verbesserung gearbeitet werden. Ansonsten verschlimmert sich die Ausgangslage nur. Je mehr in Prävention investiert und je früher mit einer Korrektur begonnen wird, desto einfacher ist es, den Körper ohne allzu großen Aufwand gesund zu erhalten.

Wie Sie im Unterkapitel »Das Körperhaltungsparadoxon« bereits gelesen haben, ist jeder Körper anders und individuell. Was für den einen eine gesunde Haltung ist, mag für den anderen schädlich sein. Haltung ist in allererster Linie subjektiv. Nicht der Mensch oder das Lehrbuch entscheiden über die perfekte Haltung, sondern jeder einzelne Körper bestimmt für sich und teilt sich durch Wohlergehen oder durch negative Empfindungen mit. Wenn er die Haltung ohne jede Art von Verspannungen, Blockaden oder Schmerzen akzeptiert und alle Bewegungen frei und leicht vonstattengehen, ist das für Sie wahrscheinlich die richtige Haltung. Wenn sich aber Schmerzen bilden und der Körper die Haltung anficht, ist Veränderung angesagt.

Hierbei ist folgender Fakt zu beachten: Je länger der Körper in einer bestimmten Haltung verbleibt und sich an sie gewöhnt hat, desto weniger Sinn ergibt es, zu versuchen, diese Haltung auf Biegen und Brechen zu ändern. Bei Kindern und Jugendlichen ist es sehr wichtig, ihnen beizubringen, was gesunde Haltung bedeutet. Je älter ein Mensch jedoch wird, desto mehr hat sich der Körper an die jeweilige Haltung adaptiert. In einigen Fällen kann es dann sogar sein, dass der Versuch, eine korrekte Haltung zu erlangen, nicht mehr ratsam oder sogar kontraproduktiv ist. Dies zeigt Ihnen auch der nächste Fall.

# Warum Symmetrie der Schlüssel zu einem gesunden Körper ist

Ich hatte vor längerer Zeit einen Patienten, dessen Schultern weit nach vorn gerückt waren. Die ersten Behandlungen brachten bei ihm jedoch keinen Erfolg. Zunächst wusste ich nicht, warum, und war ratlos. Auf den ersten Blick führten meine Behandlungen zu einer gesünderen Schulterstellung, indem die Schultern weiter nach hinten rückten, aber der Patient klagte in der Folge über mehr Schmerzen.

Es stellte sich heraus, dass sich der Körper des älteren Patienten bereits derart an die vorgerückte Schulterstellung angepasst hatte, dass eine augenscheinlich gesündere Haltung unnatürlich und schmerzhaft für ihn war. Die letztendliche Besserung erfolgte, indem beide Schultern gleichermaßen nach vorn gerückt waren – seine Schmerzen lagen also nicht an der Haltung an sich, sondern an der Asymmetrie.

Je stärker eine Asymmetrie ist, umso eher neigen wir zum Schmerz. Denn Asymmetrie bedeutet Ungleichgewicht und einseitige Belastung für den Körper. Das heißt, auf der einen Seite ist die Belastung deutlich erhöht, während auf der anderen zu wenig Belastung stattfindet.

Zwar ist eine vollständige Symmetrie unmöglich, da der Körper von Natur aus nicht komplett symmetrisch ist, doch ein Streben nach Symmetrie ist stets sinnvoll. Je symmetrischer der Körper ausgelegt ist, desto weniger Probleme durch Ungleichbelastung finden sich.

**Je stärker eine Asymmetrie ist, umso eher neigen wir zum Schmerz.**

Viele Patientinnen und Patienten wissen bereits im Vorfeld, dass ihr Körper asymmetrisch ist, zum Beispiel weil eine Schulter höher liegt als die andere oder weil ein Beckenschiefstand vorliegt. Kaum jemand nimmt dann aber asymmetrisches Training vor, was in diesem Fall notwendig wäre.

Symmetrisches Training zur Behebung von asymmetrischen Strukturen ist nicht nur sinnlos, es kann die Asymmetrie sogar noch verstärken. Das liegt an der Effizienz des Körpers, der sich den leichtesten Weg sucht. Der besteht in diesem Fall darin, die bereits starke Muskulatur mehr zu beanspruchen als die schwächere. Durch symmetrisches Training wird also die stärkere Seite noch stärker, und die schwächere Seite bleibt noch weiter zurück. Selbst in Alltagshaltungen kann man dies feststellen, und vielleicht haben Sie das auch schon an sich selbst beobachtet. Wenn Sie zum Beispiel etwas aufheben, dann tun Sie das aller Wahrscheinlichkeit nach automatisch mit dem stärkeren Arm. Kaum jemand wird bewusst die schwächere Seite einsetzen.

Ziel ist es aber, eine symmetrischere Körperhaltung zu erlangen, indem die Strukturen gestärkt werden, deren Schwäche die Asymmetrie überhaupt erst auslösen. Denn eine asymmetrische Haltung oder Struktur ist nur das Symptom, die Ursache liegt vielmehr in unterschiedlich ausgebildeten Kräften.

So wie asymmetrisches Training für viele eine neue Erkenntnis ist, so gibt es noch viele weitere Einsichten, die Ihr Training grundlegend verändern werden. Wie gezielte Nacken-Übungen Ihnen sogar dabei helfen können, den Blutdruck zu senken, erfahren Sie im nächsten Kapitel.

## Warum der Nacken eine entscheidende Rolle für jugendliches Aussehen, Blutdruck & Co. spielt

Vielleicht haben Sie sich schon einmal gefragt, warum manche Menschen selbst im fortgeschrittenen Alter eine beeindruckend jugendliche Ausstrahlung bewahren, während andere frühzeitig gealtert wirken. Ein oft unterschätzter Faktor, der dabei eine entscheidende Rolle spielt, ist der Zustand Ihres Nackens. Denn dieser Bereich hat weit mehr Einfluss auf Ihr Aussehen, Ihre Vitalität und Ihre Gesundheit, als Sie vielleicht vermuten.

Der Nackenbereich ist nicht nur für die Beweglichkeit Ihres Kopfes und die Stabilität Ihrer Wirbelsäule wichtig, er beeinflusst auch direkt Ihr Erscheinungsbild und Ihre Gesundheit. Dies hat verschiedene Gründe: Einerseits spielt der Nacken eine zentrale Rolle für die Durchblutung des Gesichts und die Versorgung des Gehirns mit Sauerstoff. Gleichzeitig beeinflusst er durch die enge Verbindung zum Nervensystem eine Vielzahl an Körperfunktionen, wie den Blutdruck und die Regulation des Hormonhaushalts.

**Nackenverspannungen machen sich nicht nur am Nacken bemerkbar**

Wussten Sie, dass chronische Verpannungen im Nacken nicht nur den Nacken betreffen, sondern sich auch auf Ihr gesamtes Gesicht auswirken können? Wenn die Durchblutung in diesem Bereich eingeschränkt ist, erreichen weniger Sauerstoff und weniger Nährstoffe die Haut – was oft zu einem müden und fahlen Teint führt. Gleichzeitig werden Abfallstoffe langsamer abtransportiert, was die Entstehung von Falten und schlaffer Haut begünstigen kann.

Der Nacken beherbergt wichtige Blutgefäße und Nervenbahnen, die das Gesicht versorgen. Bei Verspannungen können diese Gefäße eingeengt werden, was den Blutfluss beeinträchtigt. Entspannen Sie Ihre Muskulatur im Nacken, verbessert sich die Durchblutung, und die Haut wird besser mit Sauerstoff und Nährstoffen versorgt. Das Ergebnis? Eine frischere, straffere und jugendlicher aussehende Haut.

Ein besonders eindrucksvolles Beispiel hierfür war eine Patientin im Alter von 54 Jahren, die eigentlich nur wegen Nackenverspannungen zu mir kam. Während unseres Gespräches beklagte sie sich beiläufig, dass sie immer müde aussah, und das obwohl sie regelmäßig zum Kosmetiker gehe. Als ich ihr erklärte, dass durch die langanhaltende Verspannung Ihrer tiefen Halsmuskulatur die Blutzufuhr zum Gesicht eingeschränkt sein kann, begann sie das Ganze auch aus einem anderen Blickwinkel zu sehen.

Wir begannen mit einer gezielten Therapie der Halswirbelsäule und einfachen Muskelgedächtnis-Übungen, die sie auch zu Hause ausführte. Nach einigen Wochen bemerkte sie nicht nur eine deutliche Verbesserung ihrer Nackenprobleme, sondern auch eine sichtbar frischere Ausstrahlung: Ihre Augen leuchteten wieder, die Haut wirkte rosiger und sie fühlte sich insgesamt vitaler und energiegeladener. „Ich hätte nie gedacht, dass mein Nacken so einen Einfluss auf meine Ausstrahlung hat", erzählte sie mir begeistert nach der siebten Sitzung. Dieses Beispiel zeigt eindrucksvoll, wie stark eine verbesserte Sauerstoffversorgung des Gesichts die äußere Erscheinung positiv beeinflussen kann.

Der Nacken spielt auch eine zentrale Rolle bei der Regulation des Blutdrucks. Eine Studie von Deuchars et al. (2007) untersuchte die Verbindung zwischen Nackenmuskulatur und Blutdruckregulation. Die Forscher haben herausgefunden, dass Signale von den Nackenmuskeln an ein Regulationszentrum im Gehirn gesendet werden, welches für die Kontrolle von Blutdruck, Atmung und Herzfrequenz verantwortlich ist. Verspannungen oder Verletzungen der Nackenmuskulatur können diese Signale verändern und somit den Blutdruck beeinflussen.

Ein gesunder und entspannter Nacken hingegen kann helfen, den Blutdruck zu normalisieren. In einer Studie der American Heart Association konnte eindrucksvoll gezeigt werden, dass gezielte Maßnahmen am Nacken zur Entlastung und Kräftigung bei Patienten mit Bluthochdruck signifikante Verbesserungen bewirkten (Thompson et al., 2019).

**Wer seine Hormone ins Gleichgewicht bringen möchte, darf den Nacken nicht vergessen**

Der Nacken ist ein Bereich, der stark mit dem vegetativen Nervensystem verknüpft ist. Es ist also kein Zufall, dass Sie in stressigen Situationen zu Nackenverspannungen neigen. Diese Situationen führen ebenfalls zur vermehrten Ausschüttung von Stresshormonen wie Cortisol, das bekanntlich den Alterungsprozess beschleunigt, ein regelrechter Teufelskreis. Was können Sie also tun? Im Übungsteil dieses Buches stelle ich Ihnen effektive Nackenübungen vor, mit denen Sie bereits nach der ersten Anwendung spürbare Besserung erreichen können.

Der Nacken ist eine zentrale Schnittstelle in Ihrem Körper – durch ihn können Sie nicht nur mehr Energie und bessere Gesundheit, sondern auch eine jugendlichere Ausstrahlung gewinnen. Nackenverspannungen ernst zu nehmen, bietet Ihnen eine großartige Chance, Ihre allgemeine Gesundheit zu verbessern.

Oft sind Verspannungen das Resultat einer schlechten Körperhaltung. Doch das Gute ist: Mit einfachen, gezielten Übungen können Sie Alterungserscheinungen effektiv vorbeugen. Wie genau das funktioniert und welche Haltungsmuster dabei eine Rolle spielen, erfahren Sie im nächsten Kapitel.

# Haltungsbezogene Alterungsprozesse umkehren

Wir alle kennen typische Alterserscheinungen wie das Doppelkinn und den sogenannten Witwenbuckel. Doch die gute Nachricht ist: Sie können diesen Veränderungen gezielt entgegenwirken. Oft sind sie das Resultat einer schlechten Körperhaltung, die sich mit gezielten Maßnahmen verbessern oder sogar vollständig umkehren lässt. In diesem Kapitel zeige ich Ihnen, wie Sie diesen sichtbaren Zeichen der Zeit schnell und nachhaltig den Kampf ansagen können.

Eine aufrechte und symmetrische Körperhaltung ist weit mehr als nur eine Frage der Ästhetik. Sie beeinflusst nicht nur Ihr Erscheinungsbild, sondern auch Ihr Wohlbefinden, Ihre Atmung und sogar Ihre innere Haltung im übertragenen Sinne. Ein gesenkter Kopf, eingerundete Schultern und ein nach vorne gekippter Nacken können, wie Sie bereits im vorangegangenen Kapitel gelernt haben, nicht nur zu Schmerzen und Verspannungen führen, sondern auch die Hautalterung im Gesicht und Halsbereich beschleunigen.

Ihr Kopf wiegt etwa fünf bis sechs Kilogramm. Schon eine leichte Vorverlagerung belastet die Nackenmuskulatur stark und führt langfristig zu Verspannungen. Mit der Zeit kann der Muskeltonus nachlassen, was nicht nur Verspannungen, sondern auch ein Doppelkinn und eine Verkürzung der vorderen Halsmuskulatur begünstigt.

Vor kurzem hatte ich eine Patientin mit chronischen Nackenverspannungen, die trotz ihrer sportlichen Figur unter einem Doppelkinn litt. Gemeinsam integrierten wir gezielte Übungen aus meinem Anti-Migräne-Programm in ihren Alltag. Schon nach einer Woche bemerkte sie eine verbesserte Kopfhaltung – und zu ihrer Überraschung wirkte auch ihr Doppelkinn deutlich weniger ausgeprägt.

**Durch unseren überwiegend sitzenden Lebensstil entwickeln immer mehr Menschen, selbst in jungen Jahren, einen sogenannten „Witwenbuckel".**

Diese Rundung entsteht am Übergang zwischen Hals- und Brustwirbelsäule – häufig durch verkürzte Brustmuskeln und eine geschwächte

Rückenmuskulatur. Die Folgen sind nicht nur Schmerzen, sondern oft auch eine eingeschränkte Atmung. In meiner Praxis höre ich immer wieder Sätze wie: „Ich kann einfach nicht mehr richtig durchatmen und fühle mich steif wie ein Brett." Diese Fehlhaltung, die sich über die Jahre schleichend entwickelt, raubt vielen die Leichtigkeit im Alltag. Doch die gute Nachricht lautet: Mit gezielten Übungen lässt sich bereits in kürzester Zeit viel rückgängig machen!

Besonders effektiv sind hierfür Techniken aus meinem Schmerzfreie-Schulter-Programm (ab Seite 150).

Ein oft übersehener Bereich bei haltungsbedingten Alterungsprozessen ist der Kiefer. Stress, nächtliches Zähneknirschen und somit eine angespannte Kiefermuskulatur können die Gesichtszüge verhärten und die Hautalterung beschleunigen.

Doch mit gezielten Entspannungsübungen, wie sie in meinem Kiefer-Entspannungsprogramm (ab Seite 166) enthalten sind, lässt sich Erstaunliches bewirken. Schon nach wenigen Wochen spüren die meisten meiner Patientinnen und Patienten eine deutliche Veränderung: Die Gesichtszüge werden weicher, die Muskulatur lockert sich, und viele fühlen sich insgesamt entspannter und frischer. Es ist beeindruckend, wie allein durch die Entspannung des Kiefers das gesamte Erscheinungsbild positiv beeinflusst werden kann.

Nachdem Sie nun so viel über die Bedeutung der Haltung erfahren haben, fragen Sie sich vielleicht, wie es eigentlich um Ihre eigene Haltung steht? Im nächsten Kapitel lernen Sie einen einfachen Selbsttest kennen, mit dem Sie Ihr aktuelles Wirbelsäulenalter bestimmen können – eine erste Einschätzung Ihrer Mobilität und Beweglichkeit.

## Wirbelsäulen-Alter-Test: Verjüngen Sie Ihre Wirbelsäule in nur 3 Minuten

Wussten Sie, dass eine flexible Wirbelsäule Ihre Wahrscheinlichkeit, chronische Rückenschmerzen zu entwickeln, um bis zu 50 % senken kann? Und dass eine gut bewegliche Wirbelsäule sogar Ihre Lebensdauer verlängern kann, indem sie den Körper optimal mit Sauerstoff und Nährstoffen versorgt?

Ihre Wirbelsäule ist weit mehr als nur die „Stütze“ Ihres Körpers – sie ist der zentrale „Highway“ Ihres Nervensystems, der Ihr Gehirn mit allen Organen und Zellen verbindet. Eine gesunde, flexible Wirbelsäule ist der Schlüssel zu einem jugendlichen Körpergefühl, schmerzfreien Bewegungen und langfristiger Vitalität.

Stellen Sie sich Ihre Wirbelsäule wie eine Art „Altersanzeiger“ vor, der zeigt, wie fit und vital Ihr Körper tatsächlich ist. Eine eingeschränkte Beweglichkeit weist oft darauf hin, dass die inneren Organe, Muskeln und das Nervensystem nicht optimal funktionieren. Steife Wirbelgelenke können die Nervenimpulse blockieren, die Ihr Gehirn und Ihre Organe miteinander verbinden, was zu einem „Kommunikationsstau“ im Körper führt.

Eine gut bewegliche Wirbelsäule hingegen sorgt dafür, dass die Signale frei fließen können, was Ihre Regeneration fördert und Ihre Leistungsfähigkeit steigert. Studien zeigen, dass die Beweglichkeit Ihrer Wirbelsäule maßgeblich beeinflusst, wie jung und vital Sie sich fühlen – und sogar, wie effektiv Ihr Körper auf Stress und Entzündungen reagiert.

Stellen Sie sich Ihre Wirbelsäule als das zentrale Steuerpult Ihres Körpers vor. Sie beeinflusst nicht nur Ihre Beweglichkeit, sondern auch Ihre Gesundheit auf tiefgreifende Weise. Eine aufrechte, gut ausgerichtete Wirbelsäule unterstützt Ihr autonomes Nervensystem und fördert eine bessere Verdauung und Nährstoffaufnahme.

Wussten Sie, dass Ihre Wirbelsäule auch eng mit dem Vagusnerv verknüpft ist? Dieser „Superheld“ des Nervensystems spielt eine Schlüsselrolle bei Entspannung und Stressabbau. Eine gut ausgerichtete Wirbelsäule aktiviert den Vagusnerv, was zu tiefer Entspannung führt und den Stresspegel senkt.

Eine gesunde Wirbelsäule regt zudem die Ausschüttung entzündungshemmender Botenstoffe an und verbessert die Sauerstoffversorgung Ihrer Zellen. Das bedeutet: mehr Energie, weniger Entzündungen und eine gesteigerte Widerstandskraft gegen chronische Erkrankungen.

# Selbsttest: Prüfen Sie das Alter Ihrer Wirbelsäule

Möchten Sie nun wissen, wie alt Ihre Wirbelsäule wirklich ist? Mit diesem einfachen Test können Sie es herausfinden. Achten Sie bei den folgenden Übungen darauf, dass stets ein Bein gestreckt ist, um ungewollte Ausweichbewegungen über die Lendenwirbelsäule (wie das Hohlkreuz) zu vermeiden.

## STRECKUNG DER BRUSTWIRBELSÄULE

**Startposition:** Setzen Sie sich aufrecht auf einen Stuhl und stellen Sie einen weiteren Stuhl direkt vor sich. Strecken Sie eines Ihrer Beine auf dem zweiten Stuhl aus, sodass es bequem aufliegt und die Zehen gerade Richtung Decke zeigen.

**Test:** Strecken Sie nun beide Arme gerade nach vorne und führen Sie sie langsam nach oben in Decken-Richtung, als ob Sie sich aus dem ganzen Oberkörper heraus verlängern möchten. Ziel ist es, die Oberarme mühelos bis zu den Ohren zu bringen.

## ROTATION DER BRUSTWIRBELSÄULE

**Startposition:** Setzen Sie sich aufrecht auf einen Stuhl und stellen Sie einen weiteren Stuhl direkt vor sich. Strecken Sie eines Ihrer Beine auf dem zweiten Stuhl aus, sodass es bequem aufliegt und die Zehen gerade

Richtung Decke zeigen. Richten Sie Ihre Wirbelsäule gerade aus, sodass Ihr Becken stabil bleibt.

**Test:** Verschränken Sie die Hände locker hinter dem Kopf und öffnen Sie die Ellenbogen weit nach außen. Drehen Sie nun langsam Ihren Oberkörper so weit wie möglich zu der Seite, auf der Sie das Bein gestreckt haben, halten Sie kurz inne, wechseln das Bein und drehen Sie dann zur anderen Seite.

## NACKENBEWEGLICHKEIT

**Startposition:** Setzen Sie sich aufrecht auf einen Stuhl und stellen Sie einen weiteren Stuhl direkt vor sich. Strecken Sie eines Ihrer Beine auf dem zweiten Stuhl aus, sodass es bequem aufliegt und die Zehen gerade Richtung Decke zeigen. Halten Sie Ihren Rücken gerade und Ihren Kopf in einer neutralen Position.

**Test:** Legen Sie Ihre Hände entspannt auf den Schoß und drehen Sie langsam Ihren Kopf so weit wie möglich zu der Seite, auf der Sie das Bein gestreckt haben, bis Ihr Kinn über Ihre Schulter zeigt. Halten Sie kurz inne, kehren Sie zur Mitte zurück, wechseln Sie anschließend das Bein und drehen Sie den Kopf zur anderen Seite. Achten Sie darauf, dass Ihr Gesäß während der gesamten Übung fest auf dem Stuhl bleibt.

## AUSWERTUNG

Vergleichen Sie Ihre Ergebnisse mit den Altersgruppen unten, um zu sehen, wie Ihre Beweglichkeit im Verhältnis zu Ihrem chronologischen Alter steht.

**Streckung der Brustwirbelsäule:**

- < 20 Jahre: Oberarme berühren mühelos die Ohren.
- 30-40 Jahre: Oberarme sind 10 cm oder weniger von den Ohren entfernt.
- 60+ Jahre: Oberarme sind 20 cm oder mehr von den Ohren entfernt.

**Rotation der Brustwirbelsäule:**

- < 20 Jahre: Drehung um 60° oder mehr.
- 30-40 Jahre: Drehung um 35°-45°.
- 60+ Jahre: Drehung weniger als um 20°.

**Nackenbeweglichkeit:**

- < 20 Jahre: Kopf lässt sich mühelos um 80-90° drehen.
- 30-40 Jahre: Kopf lässt sich mühelos um 60-70° drehen.
- 60+ Jahre: Wenn es Ihnen schwerfällt, den Kopf zu drehen, oder wenn Sie dabei Schmerzen verspüren, deutet dies auf eine eingeschränkte Beweglichkeit hin.

Wenn Ihre Ergebnisse über Ihrem chronologischen Alter liegen (z. B. 40 Jahre alt, aber mit der Beweglichkeit eines 50-Jährigen), deutet dies darauf hin, dass Verbesserungsbedarf besteht. Liegen Ihre Ergebnisse jedoch unter Ihrem chronologischen Alter (z. B. 50 Jahre alt, aber mit der Beweglichkeit wie eine 30-Jährige), ist Ihre Wirbelsäule in einem ausgezeichneten Zustand – und diese Flexibilität sollte unbedingt erhalten bleiben.

Dieser einfache Selbsttest gibt Ihnen einen ersten Einblick in die Vitalität Ihrer Wirbelsäule. Bedenken Sie, dass Faktoren wie körperliche Aktivität, frühere Verletzungen, bestehende Erkrankungen oder genetische Veranlagungen ebenfalls Einfluss nehmen können.

Egal, ob Ihre Wirbelsäule bereits in Topform ist oder noch Potenzial zur Verbesserung birgt – diese 3-minütige Muskelgedächtnis-Routine unterstützt Sie nachhaltig, die Vitalität Ihrer Wirbelsäule zu steigern und Ihre Beweglichkeit zu fördern.

Die ab Seite 136 gezeigten Übungen fördern die Beweglichkeit Ihrer Wirbelsäule, aktivieren die richtigen Bewegungsmuster im zentralen Nervensystem, fördern die Haltungsintelligenz und verbessern Ihre Flexibilität.

Mit nur 3 Minuten täglichem Einsatz werden Sie schon bald spüren, wie Ihre Beweglichkeit zunimmt und Sie sich energiegeladener fühlen.

Ihre Wirbelsäule ist weit mehr als nur eine „Stütze" – sie spielt eine zentrale Rolle für Ihr gesamtes Wohlbefinden. Doch ebenso entscheidend wie die körperliche Haltung ist Ihre innere Einstellung, Ihr „Mindset". Im nächsten Kapitel erfahren Sie, wie Sie das „Schmerzfrei-Mindset" gezielt nutzen können, um ein schmerzfreies und vitales Leben zu führen.

# 5

# DIE OPTIMALE GRUNDLAGE FÜR SCHMERZFREIHEIT

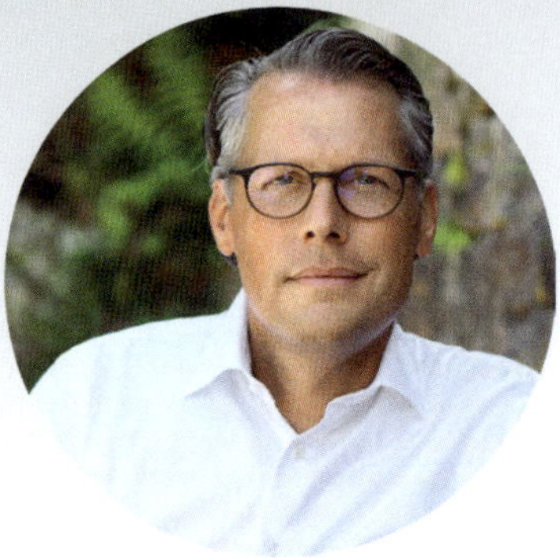

**Dr. med. Christian Graz**
Chefarzt für Psychosomatik

**Expertenkommentar zum Buchkapitel**

„Schmerz ist Kopfsache. Ganzheitliche Medizin berücksichtigt deshalb Körper und Geist. Das Anerkennen seelischer und psychosozialer Belastungen und die Integration von Verfahren der gesunden Aufmerksamkeitslenkung, kognitiver Ansätze und Verhaltenstechniken sind fester Bestandteil einer erfolgreichen Schmerztherapie.

Das Schmerzfrei-Mindset gibt hierfür wertvolle Gesundheits-Tipps an die Hand - unbedingt lesen!“

# Das Schmerzfrei-Mindset

Sie haben bereits gelesen, dass Sie sich niemals mit Schmerzen abfinden sollten. Ebenso wenig hilft es jedoch, sich derart auf die Schmerzen zu fokussieren, dass diese das gesamte Denken einnehmen. Stattdessen sollten Sie Ihr Leiden als etwas Temporäres, also Vorübergehendes wahrnehmen und sich darauf konzentrieren, sich besser zu fühlen. Glaube kann bekanntlich Berge versetzen, das gilt auch für die Heilung in unserem Körper.

Unter dem englischen Begriff »Mindset« versteht man die Überzeugungen, Denk- und Verhaltensweisen beziehungsweise die innere Haltung eines Menschen. Wie die Wissenschaftler übereinstimmend sagen, wird das Schmerzfrei-Mindset zwar rein psychologisch ausgelöst, die Effekte sind aber ebenso physiologisch und medizinisch nachweisbar. Für den Bereich der Schmerzen wurde dieses am intensivsten untersucht, und es hat dort eine sehr positive Wirkung auf deren Wahrnehmung bewiesen, unter anderem wird vermehrt das Glückshormon Serotonin ausgeschüttet, wenn wir uns Ziele setzen und positiv denken.

Zusammengefasst bedeutet dies: Je mehr wir uns auf das Gesundwerden konzentrieren, umso mehr versetzen wir unseren Körper in eine physiologisch bessere Ausgangsposition für die Heilung. Möchten wir also für eine schnellere Genesung sorgen, ist es wichtig, diesen Faktor für sich zu nutzen und den natürlichen Heilungsbooster zu aktivieren. Ignorieren wir ihn allerdings, so laufen wir Gefahr, dass der sogenannte Nocebo-Effekt genau das Gegenteil bewirkt (lat. *nocebo* für »ich werde schaden«; »Nocebo« ist der Gegensatz zum »Placebo« [lat. *placebo* für »ich werde gefallen«] (Bundesärztekammer 2011). Es ist nämlich nur schwer möglich, seinem Schmerz neutral gegenüberzustehen. In unserer heutigen Zeit ist dieses Problem sogar präsenter denn je. Ohne Vertrauen in unseren Körper und seine Bewegungsfähigkeit verlieren wir nicht nur unsere Lebensfreude, vielmehr verhindern wir dadurch eine optimale Heilung.

Ein Beispiel dafür sind MRT-Aufnahmen, die oftmals als Ausschlussdiagnostik für schwerwiegende Ursachen von Rückenschmerzen verwendet werden. US-Studien zeigten, dass die Ergebnisse der MRT-Bilder nicht ausschließlich von der Einstellung des Geräts und der Lage der Untersuchungen abhängen. Vielmehr wurde beobachtet, dass es entscheidend ist, wonach der Radiologe sucht und wie er die Aufnahmen interpretiert. Nachdem bei dieser Studie zwei Radiologie-Experten nach einer Begutachtung 25 auffällige Veränderungen festgestellt hatten, wurde die Patientin zu zehn verschiedenen MRTs geschickt. Dabei wurden insgesamt 49 angebliche Veränderungen gefunden.

**Im Hinblick auf unser Schmerzfrei-Mindset ist es empfehlenswert, bei Rückenschmerzen etwa sechs Wochen mit MRT-Aufnahmen zu warten und stattdessen direkt mit Therapiemaßnahmen zu beginnen.**

Sie können sich sicher vorstellen, wie sich diese Frau gefühlt hat. Sehen wir nämlich einen strukturellen Schaden schwarz auf weiß, dann erklären wir uns den Schmerz zwar besser, gleichzeitig besteht jedoch die erhöhte Gefahr, dass der Schmerz chronisch wird. Dies geschieht unterbewusst, sodass wir bei entsprechenden Bewegungen an die defekte Struktur denken und automatisch versuchen, uns anders zu bewegen. Es geht sogar so weit, dass wir uns manchmal wundern, wenn die betreffende Stelle gerade nicht wehtut (Herzog et al. 2016 [Studie 48]).

MRTs sind grundsätzlich nichts Schlechtes, im Hinblick auf unser Schmerzfrei-Mindset ist es aber empfehlenswert, bei Rückenschmerzen etwa sechs Wochen mit den Aufnahmen zu warten und stattdessen direkt mit Therapiemaßnahmen zu beginnen. Sollte es nach sechs Wochen professioneller Therapie nicht besser werden oder sich der Schmerz gar verschlimmern, ist ein bildgebendes Verfahren empfehlenswert.

Hier finden Sie eine kleine Checkliste mit Symptomen, bei denen ein bildgebendes Verfahren dringend angeraten wird:

- Taubheitsgefühl,
- in die Beine ausstrahlende Schmerzen,
- Muskelschwäche,
- Lähmungen sowie
- Verdacht auf Entzündungen oder Bruch.

Nachdem wir die Wirkweise und Bedeutung von bildgebenden Verfahren erörtert haben, möchte ich den Fokus wieder auf eines meiner Lieblingsthemen lenken - das Schmerzfrei-Mindset. Im folgenden Kapitel habe ich eine gezielte und wirksame Meditation für Sie vorbereitet.

# Schmerzfrei & Vital Meditation

Die Praxis der Meditation hat sich in zahlreichen wissenschaftlichen Studien als effektive Methode zur Linderung von Schmerzen sowie zur Förderung von Wohlbefinden und Vitalität erwiesen. In diesem Kapitel stelle ich Ihnen eine speziell entwickelte, geführte Meditation vor, die beruhigend auf das Nervensystem wirkt, die Schmerzwahrnehmung mindert und gezielt Energieblockaden löst. Diese Meditation vereint bewährte Techniken aus der Achtsamkeitspraxis und dem Medical Qi Gong mit speziellen Frequenzen, um den Körper tief zu entspannen, Schmerzen zu reduzieren und die Energie zu steigern.

So wird nicht nur die körperliche Entspannung gefördert, sondern auch die innere Vitalität gestärkt – für eine nachhaltige Verbesserung Ihres Wohlbefindens.

Studien zeigen, dass Meditation Schmerzsignale im Gehirn modulieren kann, indem sie die Aktivität in der Insula und im anterioren cingulären Kortex – Bereichen, die mit der Schmerzverarbeitung verbunden sind – reduziert. Darüber hinaus kann regelmäßige Meditation nachweislich Entzündungsmarker wie C-reaktives Protein (CRP) und Interleukin-6 (IL-6) senken, was chronische Schmerzen und Entzündungen effektiv lindert.

Ein weiterer Vorteil ist die Aktivierung des Parasympathikus, der Stress abbaut und den Körper in einen regenerativen Zustand versetzt. Dies fördert nicht nur die Schmerzlinderung, sondern auch das allgemeine Wohlbefinden und die Vitalität. Zusammengefasst ermöglicht Meditation folgende wissenschaftlich belegte Effekte:

- Reduktion von Schmerzen: Regelmäßige Meditation kann die Schmerzintensität nachweislich reduzieren.
- Verbesserte Vitalität: Meditierende weisen eine höhere Energie und bessere Stressresilienz auf.
- Stärkung des Immunsystems: Die Kombination aus Atemtechniken und Visualisierungen kann das Immunsystem stärken und Entzündungen reduzieren.

# Geführte Schmerzfrei & Vital Meditation

Diese Meditation eignet sich sowohl morgens zur Energieaktivierung als auch abends zur Schmerzlinderung und Entspannung. Für nachhaltige Ergebnisse empfehle ich Ihnen die Integration in Ihre tägliche Routine.

## VORBEREITUNG

- Begeben Sie sich an einen ruhigen Ort, an dem Sie ungestört sind.
- Setzen Sie sich aufrecht hin oder legen Sie sich bequem auf den Rücken.
- Scannen Sie den QR-Code am Ende dieses Kapitels, um die geführte Meditation anzuhören.

## SCHRITT 1:
Atemfokussierung und Erdung (2 Minuten)

**Ziel:** Beruhigung des Nervensystems, Aktivierung des Parasympathikus.

1. Schließen Sie die Augen und konzentrieren Sie sich auf Ihre Atmung.
2. Atmen Sie tief durch die Nase ein und lassen Sie den Bauch sich nach außen wölben. Atmen Sie langsam durch den Mund aus.
3. Stellen Sie sich vor, wie jeder Atemzug Ihren Körper mit Lebensenergie füllt, und wie mit jedem Ausat-

men Spannungen und Schmerzen aus Ihnen herausströmen. Versuchen Sie, dieses Bild lebendig und greifbar vor Ihrem inneren Auge entstehen zu lassen.

4. Wiederholen Sie diesen Zyklus für 2 Minuten und spüren Sie, wie sich Ihr Körper entspannt.

## SCHRITT 2: Körper-Scan und Schmerzlokalisierung (3 Minuten)

**Ziel:** Erkennen von Schmerzpunkten und Blockaden lösen.

1. Lenken Sie Ihre Aufmerksamkeit langsam von Ihrem Scheitelpunkt bis zu Ihren Zehen.
2. Spüren Sie bewusst in jede Körperregion hinein und achten Sie auf Verspannungen, Schmerzen oder ein unangenehmes Gefühl.
3. Wenn Sie eine schmerzhafte Stelle wahrnehmen, richten Sie Ihren Atem gedanklich gezielt dorthin. Atmen Sie in den Schmerz hinein und lassen Sie ihn mit jedem Ausatmen los.
4. Stellen Sie sich anschließend vor, wie ein warmes, goldenes Licht jede schmerzende Stelle umhüllt und Heilung bringt.

## SCHRITT 3: Lebensenergie-Aktivierung durch Visualisierung (5 Minuten)

**Ziel:** Steigerung der Vitalität und Lösung von Energieblockaden.

1. Stellen Sie sich vor, wie das goldene Licht aus der Mitte Ihrer Brust strömt und sich sanft durch Ihren gesamten Körper ausbreitet.
2. Lenken Sie dieses Licht bewusst zu den Körperbereichen, in denen Sie Schmerzen spüren. Visualisieren Sie, wie das Licht die Schmerzen auflöst und die Energie frei fließen lässt.
3. Atmen Sie tief ein und spüren Sie, wie mit jedem Atemzug frische Lebensenergie in Ihren Körper strömt und ihn mit Vitalität füllt.
4. Beim Ausatmen lassen Sie alle Schmerzen, Blockaden und negativen Emotionen los – stellen Sie sich vor, wie sie mit der Ausatmung einfach verschwinden.

## SCHRITT 4: Selbstheilungs-Mudra & Mantra (3 Minuten)

**Ziel:** Aktivierung der Selbstheilungskräfte und Beruhigung des Geistes.

1. Legen Sie Ihre Hände in ein Mudra (Daumen und Zeigefinger berühren sich).
2. Wiederholen Sie leise das Mantra „Ich bin gesund, ich bin stark, ich bin schmerzfrei".
2. Konzentrieren Sie sich darauf, wie Ihr Körper auf das Mantra reagiert und wie sich ein Gefühl der Leichtigkeit und Heilung ausbreitet.

## SCHRITT 5:
## Abschluss und Integration (2 Minuten)

**Ziel:** Verankern der positiven Energie und sanfter Übergang in den Alltag.

1. Bringen Sie Ihre Aufmerksamkeit zurück zu Ihrem Atem und öffnen Sie langsam die Augen.
2. Spüren Sie, wie sich Ihr Körper leichter und schmerzfreier anfühlt.
3. Beenden Sie die Meditation mit einem Dankbarkeitsmoment: Denken Sie an eine Sache, für die Sie aus tiefstem Herzen dankbar sind, und halten Sie dieses Gefühl für einige Atemzüge fest.

## TIPPS FÜR DEN MAXIMALEN EFFEKT

1. Tägliche Durchführung: Führen Sie die Meditation regelmäßig durch, um langfristige Effekte zu erzielen.
2. Integration von sanften Bewegungen: Wenn Sie möchten, kombinieren Sie die Meditation mit sanften Qi Gong-Übungen wie dem „Schwingen der Arme", um den Energiefluss zusätzlich anzuregen.
3. Verwenden Sie die Meditation vor dem Schlafengehen, um Stress abzubauen und besser zu schlafen.

Scannen Sie diesen QR-Code, um die geführte Meditation anzuhören und sofort anzuwenden. Die Audio-Version wird Sie durch alle Schritte leiten und Ihnen mit speziellen Frequenzen helfen, sich noch tiefer zu entspannen und zu revitalisieren.

Audio-Version

Diese Meditation ist mehr als nur eine Entspannungsübung – sie ist eine effektive Methode, um chronische Schmerzen zu lindern, Blockaden zu lösen und Ihre Lebensqualität zu steigern.

Im folgenden Kapitel gehe ich näher darauf ein, wie eng Körper und Geist miteinander verknüpft sind und wie man durch die richtige innere Einstellung den ersten großen Schritt in Richtung Gesundheit und Vitalität macht.

# Das Mind-Body-Geheimnis

»Ein gesunder Geist in einem gesunden Körper«: Diese Redewendung haben Sie sicher schon einmal gehört. In ihr steckt eine ganze Menge Weisheit und unter anderem das Verständnis, dass sich Körper (Body) und Geist (Mind) gegenseitig bedingen. Jemand, der sich krank fühlt, wird oder bleibt auch krank. Der Geist bestimmt über den Zustand des Körpers.

Das ist auch das Kernelement der Psychosomatik. Eine meiner Praxen arbeitet mit einer Klinik für Psychosomatik zusammen; das heißt, wir haben viele Überschneidungspunkte und einen großartigen Wissensaustausch darüber, wie der Verstand die körperliche Gesundheit beeinflussen kann.

Der Begriff »Psychosomatik« stammt von den griechischen Wörtern *psyché* (»Seele«) und *sõma* (»Körper«). Er beschreibt damit Auswirkungen, die Ihre Psyche auf Ihren Körper hat. Die Psyche, das sind Dinge wie Ihre Anpassungsfähigkeit, Denkweise, Grundeinstellung oder auch Emotionen. Diese können sich auf vielfältigste Weise auf den Körper auswirken und zum Beispiel Verdauungsprobleme oder Tinnitus (Ohrenklingeln) auslösen.

Oft nutzen Patienten mit psychosomatischen Leiden ihren Schmerz wie eine Art Schutzschild vor ihrer Umwelt. Schmerz wird dann zur Ausrede, warum sie am sozialen Leben nicht teilnehmen können. Wie bereits die genannte MRT-Studie gezeigt hat, gilt hier auch wieder folgender Grundsatz: Wer sich auf etwas Negatives konzentriert, zieht nur noch mehr Negatives an. Im Endeffekt spüren diese Personen sehr wohl echte Schmerzen – Schmerzen sind nie eingebildet. Bewusst ist ihnen jedoch oft nicht der Umstand, dass sie diese Schmerzen durch ihr Mindset verstärken.

**Der Geist bestimmt über den Zustand des Körpers.**

Der Verstand kann den Körper also krank machen und Schmerzen auslösen oder verschlimmern. Da überrascht es nicht, dass er umgekehrt den Körper auch heilen kann. Das wohl bekannteste Beispiel für diese Selbstheilungskräfte ist der bereits genannte Placeboeffekt. Ein Placebo ist ein Scheinmedikament, es besitzt also keinen Wirkstoff, bewirkt aber laut Studien bei einer Vielzahl von körperlichen Beschwerden die gleichen Heilungseffekte wie ein Medikament mit Wirkstoff. Allein der Glaube an den Effekt des Mittels löst genau diesen aus. Das geht sogar so weit, dass ein Placebo auch dann wirkt, wenn der Patient oder die Patientin darüber aufgeklärt wurde, dass es sich um ein Placebo handelt. Die Kraft Ihres Verstandes ist folglich so groß, dass die eigene Heilung einsetzt, solange Sie an sie glauben. Das ist auch das Grundprinzip des Schmerzfrei-Mindsets.

Wer ständig nur an seine Probleme denkt, ruft noch weitere Probleme hervor. Wer sich hingegen auf Lösungen konzentriert, erhält Lösungen. Genauso verhält es sich auch mit Schmerzen: Wer sich auf die Linderung des Schmerzes konzentriert, erfährt Linderung. Sobald man die Schmerzbehandlung als etwas Positives wahrnimmt, verläuft sie automatisch deutlich erfolgreicher. Schmerz wird dabei als temporär wahrgenommen. Der Fokus liegt auf der Zeit danach.

Stellen Sie sich vor, Sie möchten in der Firma gern befördert werden. Natürlich könnten Sie zu Ihrem Chef laufen und ihm vorjammern, wie schlecht Sie sich fühlen, weil Sie keine Beförderung bekommen, und wie unfair Sie das alles finden. Ein solches Gespräch wird Ihnen aber aller Wahrscheinlichkeit nach nichts bringen – oder im Gegenteil Sie sogar den Job kosten. Stattdessen können Sie aber auch Ihr Mindset ändern, mit Freude an die Arbeit gehen, dadurch Ihre Leistung steigern und somit die Chance auf eine Beförderung erhöhen.

**Je mehr Sie sich darauf konzentrieren, gesünder zu werden, desto gesünder werden Sie auch.**

Für Patienten ist es leicht, sich aus der Verantwortung zu ziehen: Der Arzt, die Physiotherapeutin, der Osteopath oder die Chiropraktikerin wäre demnach verantwortlich dafür, dass Ihre Schmerzen aufhören, denn diese wissen angeblich am besten, was im Körper vorgeht. Dabei liegt das stärkste Werkzeug einzig und allein in Ihrer Hand: Ihr Verstand. Mit seinen erstaunlichen Fähigkeiten kann er sich enorm auf den Körper auswirken – im Guten wie im Schlechten.

Das Schmerzfrei-Mindset besagt also, dass Sie an die eigene Schmerzfreiheit und die Heilkraft Ihres Körpers glauben sollen. Je mehr Sie sich darauf konzentrieren, gesünder zu werden, desto gesünder werden Sie auch. Sobald Sie diese Einstellung verinnerlicht haben, ist die Schmerzlinderung, auf die ich im weiteren Verlauf des Buches eingehe, fast schon ein Kinderspiel für Sie.

Ähnlich verhält es sich mit Emotionen – auch diese lassen sich aktiv verstärken oder abschwächen. Im nächsten Kapitel erfahren Sie, wie Sie durch gezielte Bewegungen in allen Lebenslagen Ihre emotionale Balance wiederfinden können.

# Emotionen hacken – Wie Sie mit gezielter Bewegung Ihr inneres Gleichgewicht finden

Wussten Sie, dass Ihre Emotionen nicht nur in Ihrem Kopf, sondern auch in Ihrem gesamten Körper spürbar sind? Moderne Wärmebildtechniken machen es sichtbar: Emotionen wie Freude, Angst oder Wut hinterlassen physische Spuren in Ihrer Körpertemperatur und Durchblutung. In diesem Kapitel erfahren Sie, wie Sie Ihre Emotionen zu Ihrem Vorteil nutzen können, indem Sie gezielte Bewegungen und Techniken anwenden, um Ihr inneres Gleichgewicht zu finden.

Wissenschaftliche Studien zeigen, dass Emotionen tatsächlich auf Wärmebildern erkennbar sind.

- **Wut** führt zu erhöhter Wärme im Gesicht, in der Brust und den Armen – ein klares Zeichen für eine gesteigerte Durchblutung durch das Stresshormon Adrenalin.
- **Angst** hingegen kühlt die Extremitäten ab, während der Rumpf warm bleibt, da der Körper sich auf eine „Kampf-oder-Flucht-Reaktion" vorbereitet.
- **Traurigkeit** senkt die Wärme im Brustbereich und in den Gliedmaßen, was auf eine verminderte Durchblutung hinweist.
- **Freude** durchströmt den gesamten Körper mit Wärme, besonders im Gesicht und im Herzbereich, dank einer Welle von Endorphinen.

Diese Erkenntnisse zeigen deutlich: Emotionen sind keine abstrakten Gefühle, sondern beeinflussen messbar Ihre körperliche Verfassung. Emotionale Ausgeglichenheit verbessert nicht nur Ihre Stimmung, sondern hat auch tiefgreifende Auswirkungen auf Ihr Schmerzempfinden und Ihre Entzündungsreaktionen:

- Chronische **negative Emotionen** wie Wut und Angst verstärken die Stressreaktion und erhöhen die Produktion von Entzündungsmarkern wie dem C-reaktiven Protein (CRP), was Ihre Schmerzempfindlichkeit erhöhen und langfristig Ihre Gesundheit beeinträchtigen kann.
- **Positive Emotionen** wie Freude und Dankbarkeit fördern die Ausschüttung von Endorphinen, die das Schmerzempfinden lindern und das Wohlbefinden steigern.
- Studien belegen, dass emotionale Regulationstechniken das parasympathische Nervensystem aktivieren, wodurch die Entzündungswerte gesenkt werden.

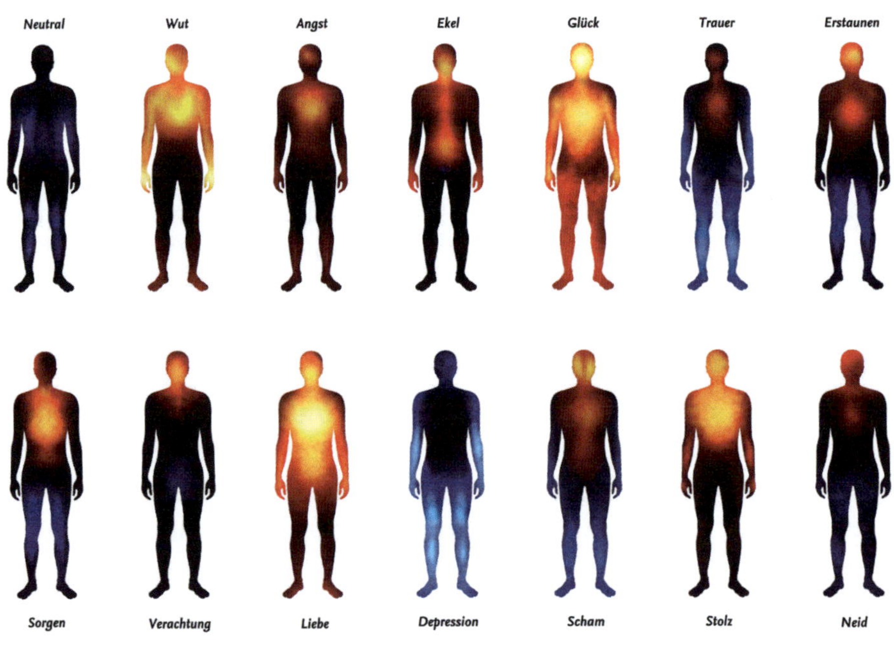

# Bewegungen, die Ihre Emotionen regulieren

Nutzen Sie gezielte Bewegungen, um Ihre Emotionen zu steuern und Ihr Wohlbefinden zu verbessern:

1. **Wut abbauen: Überschüssige Energie abbauen**

   - **Technik:** Schattenboxen oder intensives Armtraining.
   - **Warum:** Bei Wut wird der Körper in Alarmbereitschaft versetzt, was zu einer erhöhten Anspannung im Oberkörper führen kann. Intensive Armbewegungen wie Schattenboxen helfen dabei, diese überschüssige Energie abzubauen und die durch Wut ausgelöste Anspannung zu lösen.

2. **Angst beruhigen: Erdung durch Beinaktivität**

   - **Technik:** Barfußlaufen, Joggen oder Kniebeugen.
   - **Warum:** Angst führt häufig zu einer erhöhten Anspannung und einer verminderten Durchblutung der Extremitäten. Übungen, die die Beinmusku-latur aktivieren, wie Barfußlaufen oder Kniebeugen, fördern die Durchblutung und helfen dabei, ein Gefühl von Erdung und Sicherheit zu erzeugen.

3. **Traurigkeit lösen: Brustkorb öffnen**

- **Technik:** Brustwirbelsäulen-Stretch und tiefes Atmen.
- **Warum:** Traurigkeit führt oft zu einer verkrampften Haltung im Brustbereich, was die Atmung einschränkt und das Gefühl von Schwere verstärkt. Öffnende Übungen wie die auf Seite 137 sowie Atemübungen wie auf Seite 172 helfen, die Brustregion zu entspannen, die Durchblutung zu verbessern und emotionale Blockaden zu lösen.

4. **Freude intensivieren: Spielerische Bewegung**

- **Technik:** Freies Tanzen oder Trampolinspringen.
- **Warum:** Freude führt zu einer erhöhten Ausschüttung von Endorphinen, die als körpereigene „Glückshormone" wirken und das Wohlbefinden steigern. Spielerische Bewegungen helfen, diese positiven Emotionen zu intensivieren, indem sie die Endorphinproduktion weiter fördern und ein Gefühl von Leichtigkeit und Unbeschwertheit erzeugen.

Wissenschaftliche Studien bestätigen, dass eine emotionale Balance nicht nur Ihre mentale Gesundheit stärkt, sondern auch das Risiko für chronische Erkrankungen reduziert. Chronischer Stress erhöht die Produktion von Entzündungsmarkern, während positive Emotionen die Ausschüttung von Endorphinen fördern, was das Schmerzempfinden lindert und Ihre Lebensqualität steigert.

Die Fähigkeit, sowohl positive als auch negative Emotionen zu akzeptieren und gezielt zu regulieren, ermöglicht es Ihnen, authentisch zu leben und sich flexibel an verschiedene Lebenslagen anzupassen.

Nutzen Sie die Bewegungstechniken aus diesem Kapitel, um Ihre Emotionen gezielt auszubalancieren und Ihr Wohlbefinden nachhaltig zu steigern. So können Sie Ihr Leben bewusster und gesünder gestalten – voller Balance, Vitalität und Freude!

Neben ausgeglichenen Emotionen und einem „Schmerzfrei-Mindset" ist es ebenso wichtig, Ihre Muskulatur aktiv in den Prozess der Achtsamkeit einzubinden. Die von mir entwickelte Methode der Muskelmeditation schafft die Grundlage für ein effektives und vor allem zeiteffizientes Training. In einer Welt, die immer schneller wird und uns weniger Raum für Selbstfürsorge lässt, kann diese Methode ein entscheidender Schlüssel zu mehr Lebensqualität sein.

Im nächsten Kapitel erfahren Sie, wie die Muskelmeditation Ihnen in kürzester Zeit zu weniger Schmerzen, mehr Stabilität und einem spürbar höheren Wohlbefinden verhelfen kann.

# Schmerzreduktion durch Muskelmeditation

Während das Schmerzfrei-Mindset eine der wichtigsten Grundlagen für Ihre Genesung und ein gesundes Leben darstellt, ist die Muskelmeditation die Voraussetzung für effektives und vor allem effizientes Training. Diese möchte ich Ihnen nun vorstellen.

Mithilfe der Muskelmeditation haben Sie direkten Einfluss auf Anspannung und Entspannung Ihrer Muskeln. Spannen Sie doch einmal Ihren Bizeps, den vorderen Oberarmmuskel, an, so fest Sie können. Nun schließen Sie die Augen, konzentrieren sich nur auf den angespannten Bizeps und spannen ihn noch einmal so stark wie möglich an. Sie werden feststellen, dass Ihnen die geschlossenen Augen und die Konzentration auf den Bizeps dabei helfen, den Muskel deutlich mehr anzuspannen als zuvor. Dieser Zusammenhang gilt für alle bewusst gesteuerten Muskeln. Sie können Ihre Muskeln mit offenen Augen und ohne Konzentration aktivieren, wirklich an die Grenzen der Anspannung, sodass Ihre Muskeln anfangen zu zittern, kommen sie jedoch nur mithilfe von Konzentration.

Entsprechend dem Mind-Body-Geheimnis bedeutet das also, dass über den Verstand der Körper derart beeinflusst werden kann, dass die Muskelspannung exponentiell verstärkt wird. Kurz gesagt: Konzentration führt zu höherer Muskelspannung.

Wenn Sie also Ihre täglichen Übungen absolvieren, wie ich sie in Kapitel 7 vorstelle, dann funktionieren diese nur mittels des Mind-Body-Geheimnisses. Ansonsten kann die kurze Zeit, die sie beanspruchen, bei Weitem nicht intensiv genug genutzt werden, und sie bleiben im Endeffekt beinah wirkungslos. Es bedarf der vollen und uneingeschränkten Konzentration, denn nur diese macht den Unterschied zwischen Erfolg und Misserfolg. Deshalb ist es auch wichtig, dass Sie sich einen ungestörten Ort für Ihr Training suchen und sich durch nichts ablenken lassen.

Endlose Stunden des Trainings, hohes Gewicht, zahlreiche Wiederholungen oder ein bestimmtes Equipment sind für ein erfolgreiches Training nicht nötig. Das Geheimnis ist die ungeteilte Konzentration. Mit ihr kann der eigene Körper deutlich schneller und effizienter an ein bestimmtes Ziel gebracht werden.

**Das Geheimnis eines effektiven Trainings ist die ungeteilte Konzentration.**

Die Verbindung von Mind und Body wird viel zu oft übersehen und bleibt unbeachtet, dabei versteckt sich hinter ihr das höchste Potenzial, das jedem natürlicherweise zur Verfügung steht, um die eigene Kraft, Ausdauer und Genauigkeit zu verbessern. Wenn Sie das nächste Mal eine Bewegung ausführen wollen, fragen Sie sich während der Ausführung: Bin ich voll bei der Sache? Oder bin ich vielleicht durch etwas abgelenkt? Wo liegt meine Aufmerksamkeit?

Konzentration ist auch das Kernelement der Meditation. In aller Kürze beschrieben, ist Meditation die Konzentration auf einen bestimmten Punkt, ohne an etwas anderes zu denken. Daher verwende ich für das Geheimnis des optimalen Trainings gern den Begriff der »Muskelmeditation«: Wenn Sie wirklich in den Körper hineinfühlen und sich ausschließlich auf den Muskel konzentrieren, den Sie verwenden, dann trainieren Sie im Endeffekt nicht nur den Muskel selbst, sondern das zentrale Nervensystem – und das um ein Vielfaches mehr als durch Bewegung, bei der Sie mit den Gedanken abschweifen.

Sie können sich die Nervenleitbahnen, die Ihr Gehirn mit Ihrem Muskel verbinden, als genau das vorstellen, was sie sind: Leitungen. Manchmal sind sie mit Fehlinformationen verstopft oder verengt, was die Informationsweitergabe beeinträchtigt. Eine Fehlinformation, ausgelöst durch stundenlanges Sitzen, wäre beispielsweise, dass unsere vordere Muskelkette verkürzt ist. Wie schon angedeutet wurde, speichert sich diese Information dann in unserem Muskelgedächtnis ab, das versucht, ebendiese Position beizubehalten. So erlernen wir systematisch eine Fehlhaltung, die zum Normalzustand wird.

**Ein weiteres Geheimnis erfolgreichen Trainings ist, nicht nur die Muskeln, sondern auch das Nervensystem zu trainieren.**

Werden solche Blockaden gelöst, können bereits in kürzester Zeit Übungserfolge erzielt werden, die ansonsten selbst nach langer Zeit nicht möglich wären. Durch das in diesem Buch genannte Muskelgedächtnistraining stimulieren Sie – wenn richtig ausgeführt – Ihre Nervenzellen. Je mehr Sie sie anregen, desto mehr passen sie sich an die Stimulation an, und zwar jedes Mal aufs Neue. Dadurch können Sie die Leistung Ihres Nervensystems verbessern, was sich förderlich auf die gesamte Muskelfunktionskette auswirkt.

Auch andere Systeme Ihres Körpers werden davon profitieren, denn das zentrale Nervensystem ist einer der Hauptakteure hinsichtlich der Stabilität des Körpers.

Ein weiteres Geheimnis erfolgreichen Trainings ist also, nicht nur die Muskeln, sondern auch das Nervensystem zu trainieren, so seltsam das zunächst auch klingen mag.

Eine vielversprechende und sehr natürliche Methode, die Muskulatur zu stimulieren, ist das sogenannte EMS-Training. Diese Art des Trainings wird schon seit Jahren in der Physiotherapie und im Hochleistungssport eingesetzt. EMS steht für »*E*lektro*m*uskel*s*timulation« und ist eine Methode, die ich meinen Patienten oft empfehle, wenn sie eine zügige Verbesserung anstreben. Im Grunde müsste sie NMES heißen für »*n*euro*m*uskuläre *E*lektro*s*timulation«, denn was hierbei durchgeführt wird, ist ein Reiz, der den Nerv ansteuert, welcher wiederum bestimmte Muskeln zu einer starken Anspannung bringt (Tertilt 2020).

So weit, so gut, doch viele können sich nicht vorstellen, weshalb gerade dieses Training so natürlich sein soll. Die Antwort ist ganz einfach: Jede Bewegung in unserem Körper ist ein Resultat von elektrischen Impulsen. Diese Impulse gehen vom Gehirn aus und stimulieren über die Nerven die Muskulatur. Genau demselben Prinzip folgt auch das EMS-Training.

Die ausgesandten elektrischen Impulse stimulieren den Nerv und dieser dann den Muskel. Unser Gehirn kann dabei nicht unterscheiden, auf welchem Weg der Muskel zu einer Anspannung gekommen ist – ob durch einen vom Gehirn gesandten Reiz oder durch einen aus der Maschine. Der erzielte Effekt ist umso stärker, da die Methode mit dem Muskelgedächtnis arbeitet. Dieses wird sozusagen umprogrammiert, um eine bessere Haltung zu erzielen. Doch hier ist Vorsicht geboten: Wird die Ausführung nicht ausreichend kontrolliert oder gar falsch angeleitet, kann sich die enorme Effizienz des Trainings nachteilig auf Haltung und Muskeln auswirken und eventuelle Probleme sogar noch verstärken. Daher empfiehlt es sich, diese Art des Trainings nur bei Personen mit medizinischer Ausbildung zu absolvieren.

Und auch hier ist die eigene Wahrnehmung und eine gezielte Muskelmeditation wie bei jeder anderen Übung entscheidend. Indem Sie Ihre volle Aufmerksamkeit auf die betreffende Muskulatur lenken, die Sie trainieren möchten, verstärken Sie den Effekt jedes Trainings, auch der EMS-Methode, ungemein.

**Indem Sie Ihre volle Aufmerksamkeit auf die betreffende Muskulatur lenken, die Sie trainieren möchten, verstärken Sie den Effekt jedes Trainings ungemein.**

Das sogenannte Mind-Body-Workout eignet sich insbesondere für Schmerzpatienten hervorragend, da hierdurch die tiefen Muskelschichten sehr gut angesprochen und stimuliert werden können. Durch zielgerichtete Konzentration wird die Anspannung an die richtigen Stellen im Körper gebracht, nämlich zu den tiefer liegenden Muskelschichten, die für die Stabilität zuständig sind.

Nerven und Muskelaktion sind untrennbar miteinander verbunden. Das ergibt sich bereits aus dem Fakt, dass Muskeln nur aufgrund von Nervenreizen funktionieren. Das zentrale Nervensystem sendet einen Reiz an Ihren Muskel, und der Muskel wiederum sendet eine Rückmeldung an Ihr Gehirn. Diese Verbindung können Sie mit der Muskelmeditation für sich nutzen.

Doch sie vermag sogar noch mehr: Muskelmeditation kann auch bei der Schmerzreduktion helfen. Dafür ist es wichtig, sich einige Zusammenhänge zu verdeutlichen.

Bewegungsschmerzen entstehen häufig durch lokale Fehlbelastungen, die durch verstärkt asymmetrische Muskelzüge begünstigt werden. Wollen Sie also Bewegungsschmerzen dauerhaft beseitigen, ist es zunächst wichtig zu verstehen, wo diese eigentlich herkommen. Eine Ursache sind häufig lang anhaltende Fehlhaltungen wie beispielsweise das Sitzen. Hier wird den Spannungsmessern der Muskulatur eine falsche Spannung beigebracht. Geschieht dies über einen längeren Zeitraum, dann führt diese Fehlspannung folglich zu einem strukturellen Schaden und dieser wiederum zu Schmerzen. In der Folge kann es bei alltäglichen Bewegungen zu Einschränkungen kommen, welche die Lebensqualität stark beeinträchtigen.

Ein Beispiel hierfür sind Rückenschmerzen durch Verspannungen. Ein verspannter Muskel – also über die Maßen und meist dauerhaft angespannt – ist normalerweise ein gestresster Muskel, der bei einer zu schwachen Muskelkette auftreten kann. Er ist also zu schwach, um seine vorgesehene Aufgabe zu erfüllen. Eine gestörte Muskelfunktionskette hat oft schwache Glieder und andere, die die Aufgaben dieser übernehmen. Dieses Ungleichgewicht führt meist zu Symptomen, die an Stellen auftreten, die in der Regel kein Problem haben.

Rückenschmerzen rühren also oft von einer Rückenmuskulatur, die von der ihr auferlegten Belastung überfordert, sprich gestresst ist und sich deshalb verspannt. Die vorrangig betroffene Rückenmuskulatur ist dabei die autochthone Rückenmuskulatur, das sind die vielen kleinen Muskeln, welche die unterschiedlichen Rückenwirbel miteinander verbinden und stabilisieren.

Diese Muskulatur kann aber auch darunter leiden, dass umliegende Muskeln in der Muskelfunktionskette als angrenzende Bindeglieder ihre Funktion nur unzureichend erfüllen und die Rückenmuskulatur somit noch mehr arbeiten muss. Während ein Training mittels Muskelmeditation auch hier hilfreich ist, wird es in diesem und weiteren Fällen ebenfalls wichtig sein, einen Blick auf das Konzept der Kompensation zu werfen.

# 6

# WAS SIE WISSEN MÜSSEN, DAMIT IHRE SCHMERZFREI-ÜBUNGEN AUCH WIRKLICH EFFIZIENT SIND

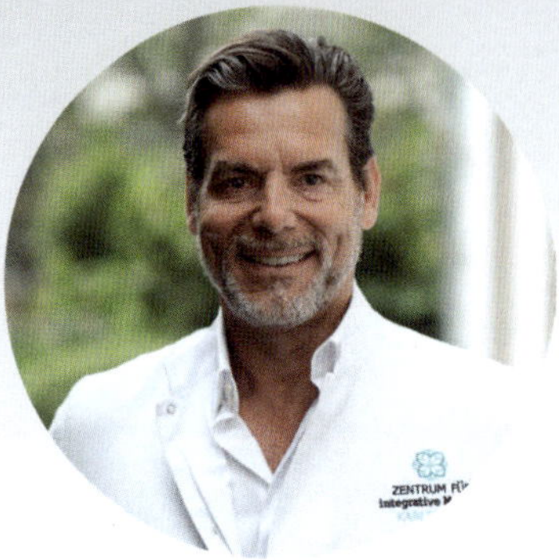

**Dr. med. Harry König**
Naturheilverfahren, Sportmedizin, Osteopathie, Chirotherapie

**Expertenkommentar zum Buchkapitel**

»Stabilität ist das A und O für eine gesunde Wirbelsäule. Zahlreiche Patienten, die mich aufsuchen, leiden unter Problemen aufgrund von falscher oder fehlender Bewegung.

Mit einer täglichen Dosis des richtigen Trainings kann man sich zahlreiche Arztbesuche sparen.«

# »Three minutes a day keep the doctor away«

3 Minuten. Das ist alles, was Sie brauchen. Klingt nach zu wenig, ist aber völlig ausreichend, wenn das Training auf die richtige Art und Weise durchgeführt wird und Sie diese Zeit konzentriert und konsequent nutzen. Dafür ist es wichtig, dass Sie sich nicht ablenken lassen, sondern sich einen ungestörten Ort suchen und diese 3 Minuten gezielt in sich selbst investieren. Beachten Sie die bereits beschriebene Muskelmeditation (siehe Seite 108 ff.), denn nur durch sie entfaltet Ihr Training die volle Wirkung. Sie sorgt auch dafür, dass zusätzlich das Nervensystem trainiert wird, was die Übungen nicht nur deutlich effizienter und damit zeitsparender macht, sondern auch gesünder und sicherer, sowie den langfristigen Erfolg sichert.

3 Minuten sind auch deshalb genug, da die Übungen, die ich Ihnen an die Hand gebe, die Muskelmeditation nutzen und die Muskelfunktionskette beachten. Das bedeutet, dass Muskeln nicht isoliert, sondern in ihrem Zusammenhang betrachtet werden. Nur wenn alle Glieder der Kette gleichermaßen trainiert werden und einwandfrei arbeiten, funktioniert auch die gesamte Struktur. Ist zum Beispiel die Schulter in einer Fehlstellung, kann der komplette Arm nicht die Kraft aufbringen, zu der er mit einer gesunden Schulter fähig wäre.

Lediglich 3 Minuten pro Tag, konsequent genutzt, sind notwendig für schmerzfreiere Bewegung und eine gesündere Haltung. Mit »pro Tag« meine ich auch tatsächlich *»jeden* Tag«. Es passiert leider oft, dass Patienten nur Übungen durchführen, wenn sich erneut Schmerzen zeigen. Dabei ist der springende Punkt des Muskelgedächtnistrainings, dass es in den Alltag integriert wird und der Prävention dient, also der Erhaltung der Lebensqualität, noch *bevor* sich Schmerzen einstellen. Viele Menschen benötigen einen gewissen Leidensdruck, um zu handeln. Sobald das Leiden verschwindet, werden die Maßnahmen, die für das Verschwinden verantwortlich waren, wieder abgestellt – dies ist genau die falsche Herangehensweise. Das effektive Muskelgedächtnistraining sollte genauso zur täglichen Routine gehören wie die regelmäßige Körperhygiene.

**Lediglich 3 Minuten pro Tag, konsequent genutzt, sind notwendig für schmerzfreiere Bewegung und eine gesündere Haltung.**

Am einfachsten funktioniert die Integration, wenn Sie sich eine bestimmte Tageszeit aussuchen, die Ihnen für das Training am besten passt. Mit Tageszeit meine ich keine Uhrzeit. Ansonsten kann es leicht passieren, dass die Uhrzeit verpasst wird und dies dann als Ausrede dient, um das Training ausfallen zu lassen. Wenn Sie stattdessen festlegen, jeden Tag vor dem Frühstück oder vor dem Zubettgehen zu trainieren, dann ist die Trainingszeit unabhängig von der Uhrzeit, und Sie können leichter Kontinuität in Ihr Training bringen.

Wird das Muskelgedächtnistraining richtig ausgeführt, sind 3 Minuten am Tag völlig ausreichend, und oft werden Sie fühlen, dass Sie bereits nach 2 Minuten am Ende Ihrer Kraft angelangt sind. Das bedeutet nicht, dass Sie schwach sind, es bedeutet einfach nur, dass Sie die Übungen genau richtig ausgeführt haben.

## Gezielte Kompensation für mehr Lebensqualität

Vielleicht haben Sie den Begriff »Kompensation« bereits im Zusammenhang mit körperlichen Strukturen gehört: Manchmal sprechen Therapeutinnen davon, dass eine Struktur den Ausfall einer anderen kompensiert und dadurch überlastet wird. In dem Zusammenhang ist der Ausgleichsmechanismus etwas Negatives für den gesamten Körper. Daneben kann er jedoch auch nützlich für Sie und die Linderung Ihrer Schmerzen sein.

Kompensation bedeutet schlichtweg, dass bestimmte Muskeln einem System Arbeit abnehmen, die das System selbst nicht mehr vollbringen kann. Dadurch ist Kompensation an sich neutral und kann sich auch durchaus positiv auswirken. Ein Beispiel hierfür ist eine blinde Person, deren Gehör enorm geschärft ist, da es Aufgaben der Augen übernimmt. Das Gehör kompensiert also für die Augen.

So geschieht es mit vielen anderen Aufgaben im Körper, und auch Muskeln können geschult werden, um ihnen zuvor fremde Aufgaben auszuführen. In diesem Sinne mögen auch Sie die Kompensation für sich nutzen.

Einst kam ein älterer Patient zu mir, der seinen Körper bereits so gut wie aufgegeben hatte und ihn sogar als »kaputt« bezeichnete, da er an zahlreichen verschiedenen Stellen wie beispielsweise Hüfte, Knien, Schultern und Rücken dauerhaft Schmerzen verspürte.

Ich bestätigte ihm zwar, dass viele Strukturen in seinem Körper tatsächlich unwiderruflich zum Negativen verändert seien, erklärte ihm aber gleichzeitig, dass Kompensation seine Schmerzen lindern könne. Die Gelenkflächen der Wirbelgelenke waren schon sehr abgenutzt, der entscheidende Schritt bestand jedoch nicht darin, die Wirbelgelenke »instand zu setzen«, sondern die tiefe Rückenmuskulatur so anzusteuern, dass sie dabei hilft, die Belastung von ihnen zu nehmen, wodurch die Bewegung deutlich weniger schmerzt. Durch wenige Minuten täglicher Übungen konnte er schließlich die Hoffnung für seinen Körper wiedergewinnen und seine Beschwerden deutlich und nachhaltig reduzieren.

**Sie sollten sich niemals mit Schmerzen abfinden – nicht einmal mit geringfügigen. Es gibt immer einen Weg, Schmerzen zumindest zu lindern.**

Er war einer dieser Patienten, die sich, bevor sie zu mir kamen, mit ihren starken Schmerzen bereits abgefunden hatten. Doch wie beschrieben, sollten Sie sich niemals mit Schmerzen abfinden – nicht einmal mit geringfügigen. Denn diese können stärker werden, wenn Sie nichts dagegen unternehmen. Es gibt immer einen Weg, Schmerzen zumindest zu lindern. So auch im Fall dieses älteren Herrn. Er fand heraus, was er tun kann, um weniger Schmerzen zu fühlen und seine Lebensqualität deutlich zu verbessern: Was ihm half, war die Kompensation. Es war zwar nicht möglich, die beschädigten Strukturen wiederherzustellen, doch durch Kompensation konnten andere Strukturen diese ausgleichen.

Es hat also keinen Sinn, sich hinter dem Glauben zu verstecken, es helfe ohnehin nichts mehr, selbst wenn bereits bleibende Schäden durch

Abnutzung oder Unfälle entstanden sind. Es ist egal, wie schwerwiegend eine Diagnose ist oder wie fatal der Zustand des Körpers zu sein scheint. Es gibt immer, wirklich immer, einen Weg, den körperlichen Zustand zu verbessern. Manchmal bedarf es dafür der Hilfestellung und einer gezielten holistischen Therapie mit professionellem Rat. Einiges können Sie jedoch mit dem notwendigen Wissen bereits selbst tun, um den Körper gesund zu erhalten und Schäden vorzubeugen.

## Funktionell statt konventionell

Ein ausschlaggebender Punkt, der 3 Minuten am Tag zu einem ausreichenden Training macht, ist, funktionell statt konventionell zu trainieren. Was ist damit gemeint? Konventionelles Training ist vor allem Training an Geräten mit Gewichten, wie Sie es aus dem Fitnessstudio kennen. Hier werden hauptsächlich einzelne Muskelpartien gestärkt, was nach einer Operation durchaus sinnvoll sein kann, und in einigen Fällen lässt sich hierdurch auch das Verletzungsrisiko senken. Geräte bieten aber kaum die Möglichkeit, an ihnen funktionell zu arbeiten.

»Funktionell« hingegen bedeutet »alltagstauglich«. Eine klassische alltägliche Bewegung ist zum Beispiel, etwas Schweres aus dem Kofferraum, dem Schrank oder vom Regal zu heben. Eine solche Aktion verlangt nach einem stabilen Rumpf und mobilen Armen – etwas, was im Gerätetraining selten im Fokus steht. Im funktionellen Training wird hingegen genau so vorgegangen: Häufige Bewegungsabläufe werden aufgeschlüsselt und in Trainingsübungen umgesetzt, die einen Mehrwert für den Alltag bringen.

**Beim funktionellen Training werden häufige Bewegungsabläufe aufgeschlüsselt und in Trainingsübungen umgesetzt, die einen Mehrwert für den Alltag bringen.**

Funktionelles Training enthält immer alltägliche Muskelfunktionen. Das bedeutet, bevor Sie ein funktionelles Training beginnen, wird zuerst überlegt, welche Funktionen bestimmte Muskelgruppen ausüben müssen. Was ist zum Beispiel die Aufgabe der Haltemuskulatur im Rücken? Der Name sagt es schon: den Rücken zu stabilisieren und zu halten. Soll die Haltemuskulatur gestärkt werden, wäre ein Training der Rückenstreckmuskulatur also fehl am Platz.

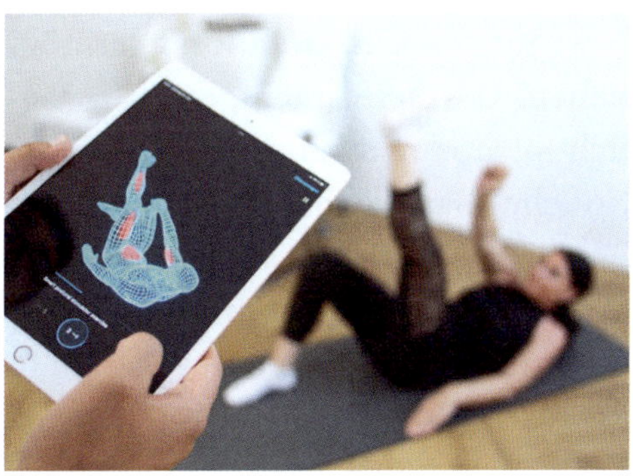

Ich hatte einmal einen Patienten, der das Gerätetraining nahezu vergötterte. Als ich ihn aber fragte, wann er die Bewegungen, die er an den Geräten trainiert, denn im Alltag einsetze, fiel ihm lediglich das Verstellen des Lenkrads im Auto ein. Ansonsten war sein Gerätetraining einfach nicht funktionell, also nicht auf Alltagsbewegungen abgestimmt. Für funktionelles Training müssen Muskelfunktionsketten aktiviert werden.

Um dies noch weiter zu verdeutlichen, verwendete ich im Gespräch mit ihm den bereits bekannten Vergleich des Körpers mit einer Uhr: Ein Uhrwerk läuft nicht deshalb gut, weil ein einziges Zahnrad hervorragend verarbeitet ist und der Rest eher minderwertig. Alle Zahnräder müssen in gutem Zustand sein und tadellos ineinandergreifen, nur so funktioniert das gesamte System. Körperliche Strukturen sind genauso aufeinander abgestimmt wie ein Uhrwerk. Alle Teile müssen zuverlässig zusammenarbeiten, um die Funktionalität und das Zusammenspiel der Gesamtheit sicherzustellen.

Wenn man sich nun das Gerätetraining ansieht, bei dem ausschließlich einzelne Muskeln oder Muskelgruppen angesprochen werden, dann wäre das wie eine Handvoll einwandfreier Zahnräder, die nie gelernt haben zusammenzuarbeiten. Das Uhrwerk ist zwar vollständig, läuft aber nicht.

Der Begriff »funktionelles Training« wird oft fälschlicherweise für Übungen auf instabilen Unterlagen oder andere Balanceakte verwendet, dabei handelt es sich hierbei lediglich um propriozeptives Training, also eine Stärkung des Gelenkgedächtnisses.

Das ist ebenfalls wichtig, spielt aber im funktionellen Training eher eine untergeordnete Rolle, denn mit natürlichen Bewegungsabläufen hat das nicht viel zu tun.

Wenn Sie sich auf funktionelles Training konzentrieren, können Sie konventionelles Training guten Gewissens hintanstellen, da für Menschen, die keinen Sport ausüben, funktionelles Training meist ausreicht. Für Sportler und Sportlerinnen ist eine Kombination aus funktionellem und konventionellem Training sinnvoll.

**»Funktionell« bedeutet »alltagstauglich«. Häufige Bewegungsabläufe werden aufgeschlüsselt und in Trainingsübungen umgesetzt, die einen Mehrwert im täglichen Leben bringen.**

Soll der Körper tatsächlich funktionell gekräftigt werden, dann müssen die Muskelfunktionsketten durch Stabilität in der Statik sowie Stabilität in der Dynamik trainiert werden. Stabilität generell ist für ein breites Spektrum an unterschiedlichen Aktivitäten und Bewegungsabläufen notwendig und wird von den aktiven (zum Beispiel den Muskeln) und den passiven (etwa dem Knochenbau) Strukturen sowie dem Nervensystem bestimmt. Wenn es an Stabilität mangelt, nehmen die Gelenke auf Dauer Schaden, denn Instabilität führt immer zu Ungleichgewicht und zu Fehlbelastungen.

Eine enorm wichtige Art der Stabilität im funktionellen Training ist die sogenannte Core Stability, wörtlich die »Stabilität des (Körper)kerns«. Damit sind vor allem die aktiven Strukturen der Rumpfmuskulatur gemeint, welche die Oberkörperbewegungen und -rotationen ermöglichen. Das heißt nicht, dass Sie täglich Sit-ups machen müssen – funktionelle Ganzkörperübungen haben Vorrang. Hierbei ist allerdings auch Vorsicht geboten. Es gibt viele Übungen, die Sie leicht zu Hause allein durchführen können. Sobald es sich jedoch um Ganzkörperübungen handelt, die mit Dynamik verbunden sind, also Stabilität in Dynamik, sollte ein gut ausgebildeter Trainer oder eine Therapeutin hinzugezogen werden, zumindest bei Ihrem ersten Training. Zu viele Aspekte können hier schiefgehen. Wichtig ist auch zu verstehen, dass nicht jede Übung für jeden Körper geeignet ist. Wie so oft kommt es auch hier auf die Feinheiten und den Fokus beim Training an. Es ist normal, wenn nicht gleich alles beim ersten Mal auf Anhieb funktioniert. Nehmen Sie sich die Zeit, die Übungen erst einmal genau zu verstehen, um danach umso effizienter zu sein. Bei allen Übungen gilt: Hören Sie immer auf Ihren Körper, achten Sie auf eventuelle Schmerzen oder Einschränkungen.

Jeder Körper inklusive seiner Krankheitsgeschichte ist sehr individuell und erfordert ein speziell auf ihn abgestimmtes Training. Welches Training sich am besten eignet, lässt sich nach einer ausführlichen Anamnese und Diagnostik feststellen. (Unter »Anamnese« versteht man die professionelle Erfragung der Kranken- beziehungsweise Vorgeschichte einer Patientin oder eines Patienten.) Wichtig ist zu verstehen, dass kleine Abweichungen in der Übungsausführung die Übung ineffektiv oder gar schädlich für den Körper machen können. Deshalb sollte man Übungstipps im Internet grundsätzlich mit Vorsicht genießen.

Besonders am Anfang ist es ratsam, sich professionellen Rat einzuholen, um die richtigen Übungen auszuwählen und diese korrekt auszuführen. Es braucht Zeit, bis sich das Bewegungsgedächtnis so eingestellt hat, dass Sie die Übungen wie von allein korrekt ausführen. Schleichen sich Fehler oder Ungenauigkeiten ein, kann es schnell passieren, dass sich Fehlhaltungen entwickeln, die das Ungleichgewicht im Körper im Endeffekt noch verschlimmern. Bei jedem Training sollte deshalb unbedingt auf die richtige Ausführung und Haltung geachtet werden. Es empfiehlt sich, mit einer begrenzten Anzahl von Übungen zu beginnen, um sie ausreichend zu verinnerlichen. Der Fokus auf den individuellen Körper und die eigenen Bedürfnisse steht dabei im Mittelpunkt.

Die Übungen, die ich Ihnen in diesem Buch vorstelle, wurden durch Studien in ihrer Effizienz getestet und werden in meinen Praxen seit Jahren erfolgreich angewandt. Sie erfordern nur langsame Bewegungen und wenig Einsatz von Eigengewicht, da sie hauptsächlich auf das zentrale Nervensystem abzielen.

Wenn Sie also die wichtigste Regel beachten – auf Ihren Körper zu hören und Schmerzen als Warnsignal anzusehen –, können Sie diese ohne Bedenken in Eigenregie durchführen.

Oft unterschätzt werden Übungen, bei denen viel Bewegung stattfindet. Diese Übungen erfordern für eine saubere Ausführung einen bereits stabilen Körperkern. Allerdings ist es für die meisten schon ein Problem, den eigenen Körper richtig wahrzunehmen und die entsprechenden Muskeln anzusteuern.

Ein kleines Beispiel hierfür ist der untere Bauch oder der untere Rücken. Wenn ich die Anleitung gäbe, jetzt einen der Bereiche anzuspannen, würde dies kaum einem meiner Patienten von Anfang an gelingen. Das ist der Grund, wieso häufig bei Übungen in Eigenregie die Muskelgruppen, die sowieso schon zu stark sind, mehr beansprucht werden und zu schwache Muskulatur vom Körper geschont wird. Der menschliche Körper sucht sich hier bekanntlich den Weg des geringsten Widerstands, deshalb ist Training, das einem einfach gelingt, meistens nicht zielgerichtet.

Dies bringt uns direkt zur effektiven Kräftigung und ihrer ersten Säule: der Präzision des Trainings.

## Die drei Säulen der effektiven Kräftigung

Nur wenn Sie sich der aktuellen und individuellen Bedürfnisse Ihres Körpers bewusst sind und an diesen arbeiten, bringt Ihr Training den gewünschten Erfolg. Nachdem ich zum Beispiel einem Patienten seine Übungen erläutert hatte, teilte dieser mir mit, dass er bereits seit vielen Jahren jeden Tag Übungen für einen gesunden Körper praktiziere. Allerdings brächten diese Übungen nichts. Es stellte sich heraus, dass die Übungen, die er konsequent ausführte, selbst zwar gut waren, aber überhaupt nicht das, was sein Körper brauchte. Natürlich kann man etliche Übungen aus dem Internet oder durch den Bekanntenkreis erlernen, aber das heißt noch lange nicht, dass diese Übungen für den eigenen Körper geeignet und notwendig sind. Training und Übungen müssen immer auf den eigenen Körper und seine Bedürfnisse angepasst sein und auch immer wieder aufs Neue auf den aktuellen Zustand und die jeweiligen Ziele abgestimmt werden.

Es gibt keine Übung, die für jeden und für immer funktioniert. Hierzu ein Beispiel: Drei Patienten mit Schmerzen im unteren Rücken kamen zu mir. Alle drei gaben genau denselben Schmerzcharakter an. Der Schmerz wurde bei den gleichen

Bewegungen ausgelöst. Bedeutet das, diese Patienten benötigen alle die gleichen Übungen? Mit hoher Wahrscheinlichkeit nicht, da die Symptomatik durch viele verschiedene Fehlhaltungen ausgelöst werden kann. Die Ursache kann, wie Sie bereits erfahren haben, sogar an der Atmung liegen oder an einem Organ, das Symptome im Rücken auslösen kann.

**Es ist notwendig, die Übungen entsprechend den individuellen Gegebenheiten auszuwählen, die richtige Ausführung zu überprüfen und diese immer wieder an den aktuellen Zustand anzupassen.**

Es ist daher notwendig, die Übungen entsprechend den individuellen Gegebenheiten auszuwählen, die richtige Ausführung zu überprüfen und diese immer wieder an den aktuellen Zustand anzupassen. Hier sollte Sie eine Fachkraft mit größter Sorgfalt und Bedacht untersuchen und eine Empfehlung aussprechen. Nur so kann man dem Schmerz ursachenbezogen entgegenwirken. Akut-Übungen eignen sich als Sofortmaßnahme, wenn man kurzfristig keinen Termin bei einer Spezialistin bekommt, allerdings nicht als Daueranwendung ohne Abklärung der Ursache.

Die erste Säule der effektiven Kräftigung ist also die Zielgerichtetheit einer Maßnahme. Eine Übung muss speziell an die aktuellen Bedürfnisse angepasst sein und nur genau dort ansetzen, wo sie gebraucht wird. Ansonsten können Fehlhaltungen sogar noch verschlimmert werden.

## Die erste Säule: Präzision – gezielt hilft viel

So, wie das Training selbst auf Sie abgestimmt sein muss, so sollte es auch zu Ihren Zielen passen. Was zunächst einmal selbstverständlich klingt, wird leider oft falsch gemacht.

Genauigkeit ist besonders dann wichtig, wenn man sein Training nicht nur präventiv nutzen, sondern ein bestimmtes Symptom mit dem Training behandeln möchte. Zuerst ist es wichtig zu verstehen, was den Schmerz auslöst. Daher sollte hier vorrangig die verursachende Fehlfunktion im Körper identifiziert werden.

Erst vor Kurzem hatte ich einen Patienten, der an immer stärker werdenden Knieschmerzen litt, obwohl er täglich seine Übungen machte, meist sogar länger als vorgegeben. Er konnte nicht verstehen, warum sein

Zustand sich nun verschlechterte, obwohl die Übungen ihm doch anfangs gutgetan hatten, und kam daraufhin zu mir zur Untersuchung.

Ich ließ mir sein Übungsprogramm zeigen, dabei fiel mir auf, dass er die Übungen zwar grundsätzlich korrekt ausführte, allerdings für die falschen Muskelgruppen. Somit hatte er seine Kniescheibe in eine noch schlechtere Position hineintrainiert, und dies löste daraufhin immer mehr Symptome im Bereich hinter der Kniescheibe aus. Ich stellte sein Übungsprogramm um und leitete ihn an mit Übungen für die Beckenstabilisierung und Zentrierung der Kniescheibe. Dies führte dazu, dass seine Symptomatik bereits nach sechs Wochen Training fast vollständig verschwand.

Vielleicht haben Sie diese Erfahrung auch schon einmal gemacht: Sie finden etwas, was Ihnen guttut und vielleicht im ersten Moment sogar Schmerzen lindert, und wollen dann natürlich so viel wie möglich davon machen, getreu dem Motto »Viel hilft viel«. Wenn es um körperliche Strukturen geht, ist aber leider das Gegenteil der Fall – viel hilft nicht viel, sondern es kann sogar schaden.

So verlockend es auch sein mag, den neu gewonnenen Motivationsschub direkt zu nutzen und so schnell wie möglich Ergebnisse zu erzielen – im Endeffekt würde Sie das im Heilungsprozess nur zurückwerfen und die Behandlungszeit deutlich verlängern. Stattdessen halten Sie sich besser an das Motto »Gezielt hilft viel«.

Wenn Sie zum Beispiel von jetzt auf gleich versuchen würden, aufrechter zu stehen und zu gehen, und das den gesamten Tag hindurch, dann würden Sie schnell Folgendes feststellen: Zum einen wären Sie vermutlich frustriert und demotiviert, weil es beinah unmöglich ist, eine neue Haltung ohne Weiteres anzunehmen. Zum anderen würden wahrscheinlich auch Ihre Muskeln rebellieren, da sie von den neuen Belastungen überfordert wären. Ihre Muskeln müssen sich an neue Gegebenheiten erst gewöhnen. Sich gezielt heranzutasten und auf seinen Körper zu hören, um rechtzeitig entsprechende Anpassungen vornehmen zu können, ist also der Weg zu einem nachhaltigen und guten Ergebnis.

**Eine Übung muss speziell an die eigenen Bedürfnisse angepasst sein und genau dort ansetzen, wo sie gebraucht wird.**

Genauigkeit gilt sowohl für das Erkennen der optimalen Behandlungsmethode als auch für die daraus resultierenden Übungen selbst. Denn bereits kleinste Veränderungen eines Bewegungsablaufs können gänzlich andere Effekte im Körper hervorrufen. Insbesondere bei Patienten, die eine Übung längere Zeit regelmäßig machen, ist oft zu beobachten, dass die Ausführung im Laufe der Zeit immer ungenauer wird. Doch nur eine Übung, die exakt und konzentriert ausgeführt wird, bewirkt genau die Effekte, die erzielt werden sollen.

### Die zweite Säule: Intensität, die Effizienz des Körpers, die uns das Training schwer macht

Hinzu kommt, dass eine Übung, die zwar gezielt, aber nicht intensiv genug ausgeführt wird, im Endeffekt keinen Erfolg bringt. Die zweite Säule der effektiven Kräftigung ist daher die Intensität. Übungen oder Maßnahmen sollten immer einen sogenannten überschwelligen Reiz auslösen. Das bedeutet, dass dem Körper nicht nur Reize gesendet werden, die er bereits kennt, sondern auch solche, die über das Normalmaß hinausgehen.

Ein Beispiel für eine gesteigerte Reizintensität ist das Höhentraining: Sportlerinnen begeben sich in Höhenlagen, die ihren Körper dazu bringen, sich an eine andere Sauerstoffsättigung der Luft anzupassen. Hierdurch erbringen sie dann in niedrigeren Lagen bessere Leistungen. Im Umkehrschluss bedeutet das aber auch, dass eine Therapie immer wieder neu auf die Leistungsfähigkeit abgestimmt werden sollte. Sobald sich der Körper an eine Belastung gewöhnt hat, muss die Intensität erhöht werden, damit die Behandlung weiterhin so effizient wie möglich bleibt.

Ein Patient kam einst mit zwei Problemen zu mir: Zum einen spürte er das Training nicht mehr richtig, es brachte ihm also keine signifikante Besserung mehr; und zum anderen hatte er Probleme, langfristig Gewicht zu verlieren. Ich erklärte ihm, dass sein Körper enorm effizient sei. Als er mich nur fragend ansah, erläuterte ich: Sein Körper hatte sich perfekt an seinen Lebensstil angepasst – an seine Kalorienzufuhr, seinen Aktivitätslevel, seine Belastungen und so weiter. Wäre sein Körper weniger effizient, würde er also zum Beispiel mehr Kalorien verbrennen, als er aufnimmt, dann verlöre der Patient Gewicht. Durch seine Effizienz hatte sich sein Organismus aber an die Kalorienaufnahme gewöhnt, und das Gewicht blieb konstant. Das ist auch der Grund, warum man am Anfang einer Diät oft schneller abnimmt als zu einem späteren Zeitpunkt – der Körper ist einfach enorm effizient.

Das Gleiche gilt für das Training und für Übungen: Trainiert man immer auf dem gleichen Niveau, gewöhnt sich der Körper an das Training, und man spürt keine Verbesserung mehr – man landet auf dem gefürchteten *Plateau*.

Eine Übung muss anstrengend sein, ansonsten ist sie aller Wahrscheinlichkeit nach nicht zielorientiert oder falsch ausgeführt. Während sich der Körper an andere Übungen dann langsam gewöhnt und sie ihren Effekt nach und nach einbüßen, bleibt mein Muskelgedächtnistraining dauerhaft anstrengend, was an der Verwendung des oben genannten Mind-Body-Geheimnisses liegt. Dieses fordert den Körper stets zu seinem Maximum heraus, Anstrengung und Effekt bleiben also erhalten – trotz geringerer Variation. Für Sie bedeutet das dauerhafte Erfolge bei den gleichen Übungen.

**Eine Übung muss anstrengend sein, ansonsten ist sie aller Wahrscheinlichkeit nach nicht zielorientiert oder falsch ausgeführt.**

Die Intensität einer Therapie bestimmt also darüber, woran sich der Körper anpasst und wie er auf Reize reagiert. Es ergibt sich von selbst, dass eine Adaption an eine höhere Intensität nicht von heute auf morgen passiert. Der Körper gewöhnt sich langsam an neue Belastungen, da heißt es, geduldig zu bleiben. Das bringt uns zur dritten Säule.

## Die dritte Säule: die Kontinuität des gesunden Körpers

Die dritte Säule der effektiven Kräftigung ist Kontinuität. Nur durch sie können Sie ein besseres Lebensgefühl erreichen. Genauso wie Sie von einem einzigen Salat nicht dünn und von einer einzigen Pizza nicht dick werden, hilft Ihnen auch die beste Übung nicht, wenn Sie sie nicht kontinuierlich praktizieren.

Integrieren Sie das Muskelgedächtnistraining in Ihren Alltag wie das tägliche Zähneputzen. Auch außerhalb der empfohlenen Übungen sollten Sie stets die gesamte Funktionskette einer Bewegung im Blick haben. Wie gesagt bringt es nichts, nur einen individuellen Muskel anzusprechen und die anderen an einer Haltung oder Bewegung beteiligten Muskeln zu vernachlässigen. Bereits ein einziges Glied in der Funktionskette, das nicht richtig funktioniert, kann die gesamte Struktur beeinflussen. Das führt dazu, dass andere Glieder diese Fehlfunktion auffangen müssen. Ein Reizzustand entsteht, und Schmerzen sind die Folge. Umso wichtiger ist es, kontinuierlich an sich zu arbeiten und zum Beispiel die Stabilität der gesamten Becken- und Schultergürtelmuskulatur aufrechtzuerhalten. So können sich Schwachstellen und Probleme gar nicht erst entwickeln. Das funktioniert jedoch nur mit täglicher Kontinuität. Jeden Tag 3 Minuten zu trainieren ist dabei besser als nur einmal die Woche 1 Stunde. Investieren Sie in Kontinuität, und sehen Sie, wie sich Ihre Lebensqualität stetig verbessert.

**Investieren Sie in Kontinuität, und sehen Sie, wie sich Ihre Lebensqualität stetig verbessert.**

Nur wenn alle drei Säulen gleichermaßen beachtet werden, ist ein Training effektiv und bringt die Erfolge, die Sie anstreben. Da es manchmal schwerfällt, Kontinuität aufrechtzuerhalten, soll Ihnen die folgende Regel dabei helfen, Konstanz für Ihr Training zu erreichen.

## Die 66-Tage-Regel

Einer meiner Wege zum Erfolg ist, dass ich meinen Patientinnen und Patienten einen konkreten Leitfaden an die Hand gebe. Dieser Leitfaden ist die sogenannte 66-Tage-Regel. Führen Sie Ihre Übungen 66 Tage in Folge aus, dann legen Sie damit den Grundstein für ein gesundes Leben mit schmerzfreier Bewegung.

Veränderungen, die auf unbegrenzte Zeit gesetzt werden, können einen erst einmal überwältigen, und die Versuchung ist groß, sie gar nicht erst umzusetzen. Wenn Maßnahmen allerdings auf 66 Tage begrenzt sind, ist das wie eine Probezeit und erscheint deutlich machbarer. Nach den 66 Tagen sind die Veränderungen dann bereits zur Gewohnheit geworden, und sie auf unbestimmte Zeit fortzusetzen scheint wie von allein zu klappen – Sie wissen ja dann bereits, wie Sie Ihre Übungen am besten in den Alltag integrieren.

Beständigkeit ist in vielen Lebensbereichen der Schlüssel zum Erfolg, so auch im physischen Training. Der Körper reagiert sehr positiv auf kontinuierliche Belastung, die stetig angepasst wird. Die oben erwähnte Effizienz hilft ihm dabei. Tut der Körper tagtäglich etwas für 66 Tage, dann wird es zur Gewohnheit – und Gewohnheiten sind das Einzige, was Ihr Leben nachhaltig verändern kann.

Die 66 Tage ergaben sich in einer Studie des Teams um Phillippa Lally (Lally et al. 2009), und ich persönlich habe bei meinen Patienten ebenfalls sehr gute Erfahrungen mit dieser Anzahl von Tagen gemacht. Gewohnheiten starten dabei mit dem Denken. Ein Gedanke wird zum Plan, ein Plan wird zur Tat, und eine Tat, die man wiederholt, wird zur Gewohnheit. Die Gewohnheit selbst führt dann zu einer veränderten emotionalen Lage, welche wiederum zu einem besseren Leben führt.

Diese Kaskade funktioniert wie gesagt nicht nur ins Positive – es können sich genauso auch schlechte Gewohnheiten und Verschlechterungen des Lebens ergeben. Chronische Schmerzen resultieren normalerweise aus der Aneinanderreihung schlechter Gewohnheiten. Um dem entgegenzuwirken, sollten Sie Ihren Körper auf gesunde und wohltuende Gewohnheiten programmieren und dadurch automatisch gesund halten.

**Tut der Körper tagtäglich etwas für 66 Tage, dann wird es zur Gewohnheit – und Gewohnheiten sind das Einzige, was Ihr Leben nachhaltig verändern kann.**

Sie können Gewohnheiten auch als Automatismen sehen. Ein Automatismus ist eine Handlung oder Bewegung, über die Sie nicht bewusst nachdenken müssen, die also sozusagen von allein abläuft. Das kann das unbewusste Kritzeln mit dem Bleistift auf einem Stück Papier während eines Telefonats sein oder auch längere Abläufe: Wie oft ist es Ihnen zum Beispiel schon passiert, dass Ihr Auto den Weg zur Arbeit scheinbar von allein und ohne Ihr Zutun gefunden hat?

Genauso sollen sich auch die Übungen, die ich Ihnen mit auf den Weg gebe, zu Automatismen entwickeln. Im besten Fall steigen Sie morgens aus dem Bett, und ohne groß darüber nachdenken zu müssen, fängt Ihr Körper bereits mit ein paar gesunden Bewegungsabläufen an. 66 Tage sind im Normalfall ausreichend, um genau das zu erreichen.

Die gute Nachricht ist, dass Sie sich derart an Ihre Übungen gewöhnen können, dass sie Ihnen sogar fehlen, wenn Sie einmal nicht daran denken, sie auszuführen. Sobald Sie wissen, wie gut Sie sich durch das Muskelgedächtnistraining fühlen, wollen Sie nicht mehr darauf verzichten. Am Anfang erscheint der Weg noch steinig, und der Kopf bringt alle möglichen Ausreden hervor, warum Sie jetzt gerade keine Übungen machen können. Sobald Sie sich aber daran gewöhnt haben und die täglichen Übungen zur Routine gehören, wird es sich seltsam anfühlen, sie ausfallen zu lassen.

**Sobald Sie wissen, wie gut Sie sich durch das Muskelgedächtnistraining fühlen, wollen Sie nicht mehr darauf verzichten.**

Nach den 66 Tagen werden Sie eine deutliche Verbesserung der eigenen Stabilität und des eigenen Körpergefühls bemerken. Diese positiven Entwicklungen – und das ist das Ziel der Regel – führen zu einem besseren Leben mit weniger Angst vor Bewegung. Die Angst vor Schmerzen verdirbt die gesamte Freude an Bewegung, weil man nie genau weiß, wann der Schmerz wieder zuschlägt oder -sticht. Selbst schmerzfreie Bewegung wird dann weit weniger genossen. Ständiges Kalkulieren und Nachdenken darüber, welche Bewegung schmerzfrei bleibt und wo man aufpassen muss, kann Veranlassung dazu sein, sich besser gar nicht erst zu bewegen. Bewegung ist jedoch elementar für die Gesundheit. Werden diese Angst und Habtachtstellung also weggenommen, kann jede Bewegung rundherum genossen werden – eine enorme Steigerung der Lebensqualität und in der Folge der allgemeinen Gesundheit, da man sich wieder mehr bewegt. Das oberste Ziel aller Übungen ist deshalb stets, sich nicht nur schmerzfrei, sondern darüber hinaus freier bewegen zu können und besser zu fühlen.

Die 66-Tage-Regel ist greifbar, ermöglicht mehr Motivation durch eine zeitliche Überschaubarkeit und die gezielte Bildung von erwünschten Gewohnheiten. Insbesondere am Anfang sind allerdings häufig Überwachung und Erinnerungen nötig, damit Übungen korrekt und konsequent durchgeführt werden. Nur so kann sich eine rundum gesunde und positive Routine entwickeln.

Natürlich hatte ich auch viele Patienten bei mir, die sich schon nach einer einzigen Sitzung deutlich besser fühlten oder sogar schmerzfrei waren, allerdings führt der Weg zu einem gesunden Leben trotzdem immer über die Kontinuität und die Integration in den Alltag, ansonsten ist der Erfolg nur von begrenzter Dauer. Geben Sie sich also 66 Tage Zeit, und sehen Sie selbst, welche Veränderungen sich in Ihrem körperlichen Befinden ergeben. Gewohnheit und Automatismus sind der springende Punkt. Sie denken ja auch nicht, wenn Sie einmal geduscht haben, dass Sie dann für den Rest des Monats nicht mehr duschen müssen. Warum dann also die physische Gesundheit nur alle Jubeljahre verfolgen und ansonsten schleifen lassen? Ausreden gelten nicht, wie Sie im nächsten Kapitel sehen werden …

## Das 168-Stunden-Wunder

Ich hatte einmal einen sehr erfolgreichen Unternehmer in einer meiner Praxen, der von sich selbst sagte, er habe nie Zeit, sei stets unterwegs, fliege von A nach B und arbeite um die 80 Stunden pro Woche. Er habe auch keine Zeit für Übungen. Ich erklärte ihm dann, er habe etwa 20 Stunden pro Woche Zeit. Wieso? Die Woche hat 168 Stunden. Sagen wir, 68 Stunden verbringen Sie mit Schlafen. Das sind fast 10 Stunden Schlaf pro Tag, also mehr als genug. Dann bleiben Ihnen 100 Stunden wache Zeit pro Woche übrig. Selbst jemand, der »Vollzeit« arbeitet, verbringt gut und gern noch zwischen 40 und 60 Stunden außerhalb der Arbeit. Mehr als genug Zeit also für jegliche private Unternehmungen. Sie schaffen es ja auch, selbst unter Zeitdruck der notwendigen Körperhygiene nachzugehen, warum dann andere Notwendigkeiten des Körpers vernachlässigen?

Im Endeffekt gibt es keine Zeitprobleme, sondern lediglich Prioritätenprobleme. Welches Thema sollte aber eine höhere Priorität haben als die eigene Gesundheit? Die Aussage, man habe nicht genug Zeit, ist stets nur eine Ausrede und kein gesundheitsförderndes Mindset.

**Im Endeffekt gibt es keine Zeitprobleme, sondern lediglich Prioritätenprobleme.**

Sobald man sich bewusst macht, wie viel Zeit tatsächlich in einer Woche steckt – nämlich verwunderliche 168 Stunden –, fällt es einem leichter, die besagten 3 Minuten pro Tag in sich selbst zu investieren. 3 Minuten pro Tag, mehr ist nicht erforderlich. 3 Minuten Gesundheit statt Social Media oder 3 Minuten Schmerzlinderung anstelle von Fernsehen – das kann wirklich jeder. Und wenn diese 3 Minuten täglich dann durch die 66-Tage-Regel zur Gewohnheit geworden sind, steht gesunder und schmerzfreier Bewegung nichts mehr im Wege.

Der Unternehmer nahm sich meine Worte übrigens zu Herzen und fand trotz seiner vollen Arbeitswoche die notwendige Zeit, um die Übungen erfolgreich umzusetzen.

Ich hoffe, auch Sie werden sich bewusst, dass Zeit kein Problem ist – wirklich jeder kann 3 Minuten am Tag sein Muskelgedächtnistraining durchführen. Denn wer sich die Zeit für die eigene Gesundheit nicht nimmt, der muss schlussendlich viel mehr Zeit für die Heilung der daraus resultierenden Beschwerden einplanen.

# 7

# DAS GANZHEITLICHE ALLTAGSPROGRAMM FÜR EIN SCHMERZFREIES UND VITALES LEBEN

# Die 3-Minuten-Muskelgedächtnis-Routine

Da unsere Muskeln sich unsere Positionen über den Tag verteilt merken, kann man dieses Muskelgedächtnis positiv für sich nutzen.

Muskeln, die über den Tag eher verkürzt sind, sollte man nicht einfach nur dehnen, sondern man sollte die Nervenstrukturen direkt beeinflussen. Dieses »Software-Update« für die Nerven sorgt dafür, dass Ihre Muskelgruppen da mehr Spannung aufbauen, wo Sie es brauchen, und dort, wo es für eine gesunde Körperhaltung nicht sinnvoll ist, entspannt werden. Der spezielle Trainingsansatz verbessert nicht nur das Gleichgewicht zwischen den Muskelketten, sondern sorgt dafür, dass die Grundspannung für eine gesunde Körperhaltung nachhaltig aufgebaut wird. Dadurch ist diese Routine für jede Person geeignet, die ihre Haltung verbessern und somit Schmerzen vorbeugen möchte.

# ANTI-SITZ-NERVENMOBILISATION

**Benötigte Hilfsmittel:** Faszienrolle oder Duschhandtuch

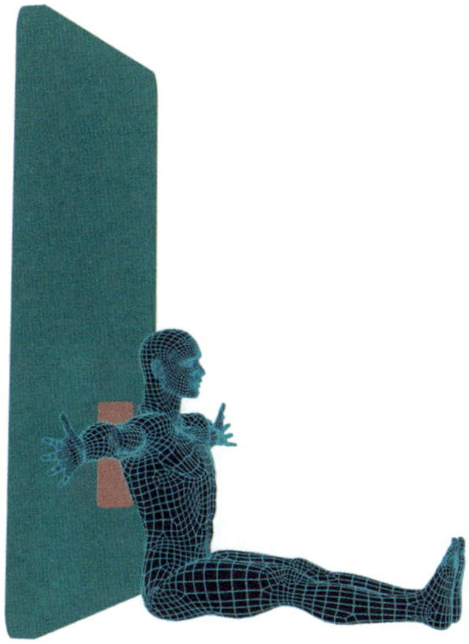

Rollen Sie ein Handtuch zusammen oder nutzen Sie eine übliche Faszienrolle für diese Übung.
Setzen Sie sich mit dem Rücken an eine Wand und halten Sie die Beine dabei gestreckt.
Legen Sie sich die Rolle zwischen die Schulterblätter.
Bringen Sie beide Arme gestreckt nach außen aus und spreizen Sie die Finger. Ziehen Sie Ihr Kinn heran, sodass die Halswirbelsäule lang wird, und drücken Sie Ihre Schulterblätter nach unten. Strecken Sie die Arme nach außen, indem sich die Schulterblätter voneinander entfernen. Ziehen Sie gleichzeitig die Zehen in Richtung Ihres Körpers heran. Halten Sie die Spannung für 3 Sekunden und wiederholen Sie die Übung 10-mal. Gehen Sie zwischen den Wiederholungen immer langsam aus der Spannung heraus.

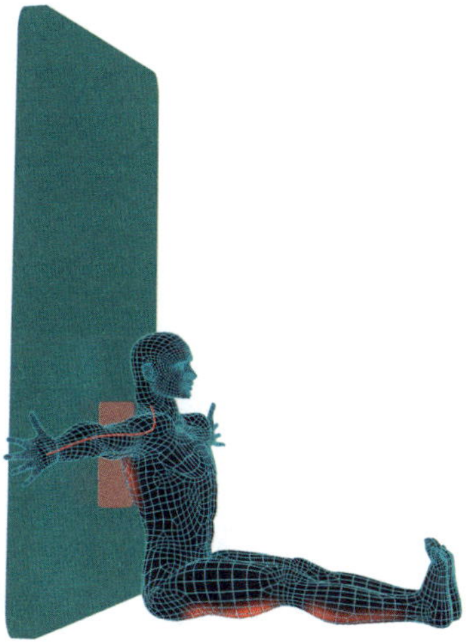

**Expertentipp:** Um den Effekt noch weiter zu erhöhen, legen Sie ein Bein für die Hälfte der Wiederholungen über das andere und wechseln dann wieder ab. Lassen Sie die Zehen dabei angespannt.

Übungsvideo

# MOBILISIERENDE SMART-BODY-ÜBUNG

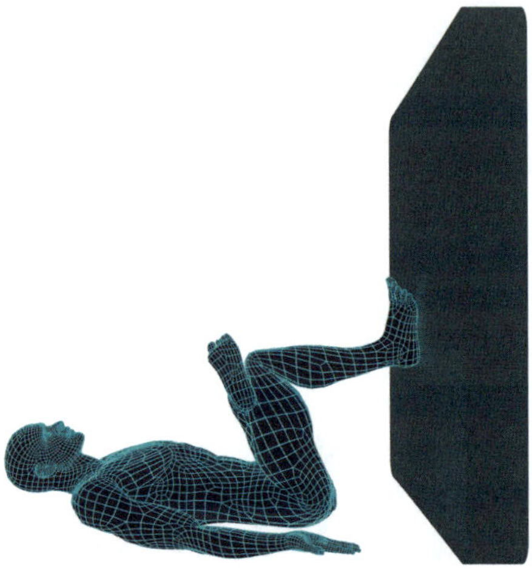

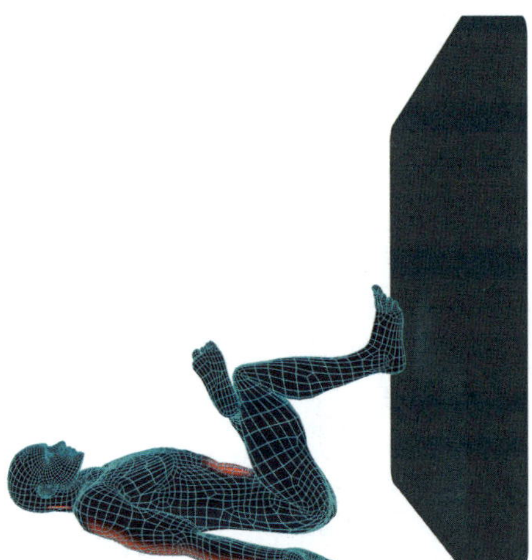

Übungsvideo

Legen Sie sich auf den Rücken und stellen Sie einen Fuß mit angewinkeltem Bein an der Wand auf.
Legen Sie den anderen Fuß auf den Oberschenkel des angewinkelten Beins, sodass Sie einen leichten Zug im Bereich des Gesäßes verspüren und bauen mit dem Knie des gleichen Beins Druck Richtung Wand auf.
Legen Sie Ihre Arme im 45-Grad-Winkel neben Ihren Körper, sodass die Handflächen zur Decke zeigen und die Finger gespreizt sind.
Spannen Sie mit den Armen in die Unterlage hinein und drücken Sie die Schulterblätter Richtung Gesäß. Die Hände bleiben hierbei gestreckt und liegen nicht auf.
Halten Sie die Spannung für 3 Sekunden und wiederholen Sie die Übung 5-mal pro Seite.
Gehen Sie zwischen den Wiederholungen immer langsam aus der Spannung heraus.

**Expertentipp:** Um den unteren Rücken noch besser zu entlasten, ziehen Sie die Zehenspitzen des überschlagenen Beins heran (das Bein geht automatisch mit) und bauen Druck mit dem Knie Richtung Wand auf, sodass Sie eine Spannung im Gesäß spüren.

# HALTUNGSBOOSTER FÜR DEN ALLTAG

Stellen Sie beide Beine schulterbreit auf. Bewegen Sie die Arme leicht nach hinten vom Körper weg, spreizen und strecken Sie die Finger, die Handflächen zeigen in Richtung Boden.
Gehen Sie in eine leichte Hocke.
Heben Sie die Fersen beider Füße leicht vom Boden ab.
Gleichzeitig mit den Armen nach außen spannen und diese Spannung für 3 Sekunden intensiv halten.
Wiederholen Sie diese Bewegung 10-mal und verlassen Sie die Hocke auch zwischen den Wiederholungen nicht.
Gehen Sie zwischen den Wiederholungen immer wieder langsam aus der Spannung heraus.

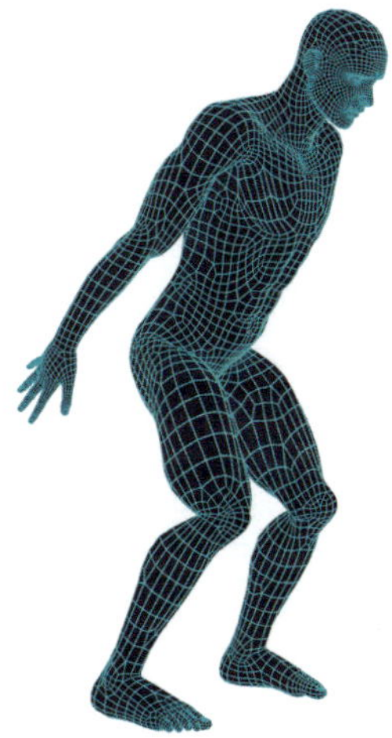

**Expertentipp:** Um den Effekt für die Haltung zu vergrößern, spreizen Sie Ihre Finger maximal und ziehen während der Spannungsphase die Schulterblätter nach hinten und gleichzeitig nach unten Richtung Gesäß.

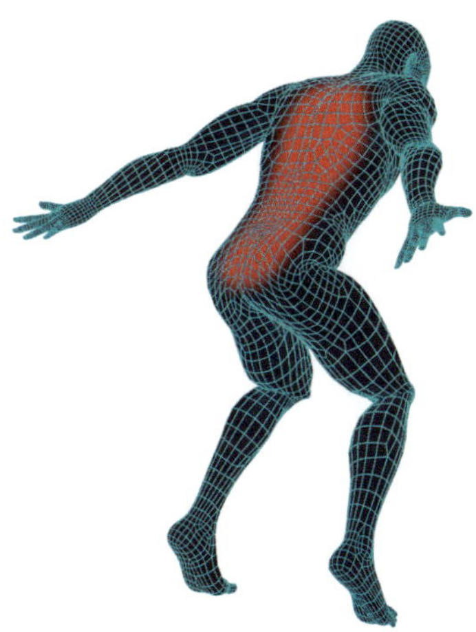

Übungsvideo

# Akut-Übungen

Er kommt plötzlich und wird üblicherweise durch eine ungünstige Bewegung ausgelöst: der Hexenschuss. Doch entgegen der Annahme, dass eine einzelne Bewegung hierfür verantwortlich ist, wird ein Hexenschuss meist durch ein Ungleichgewicht der vorderen und hinteren Muskelkette begünstigt. Dies entsteht vor allem durch langes Sitzen und mangelnde Bewegung. Mit folgender Übung lassen sich der Schmerz effektiv reduzieren und die Bewegungsfreiheit wiederherstellen.

# DIE 60-SEKUNDEN-SOFORTHILFE GEGEN DEN HEXENSCHUSS

**Benötigtes Hilfsmittel:** Duschhandtuch

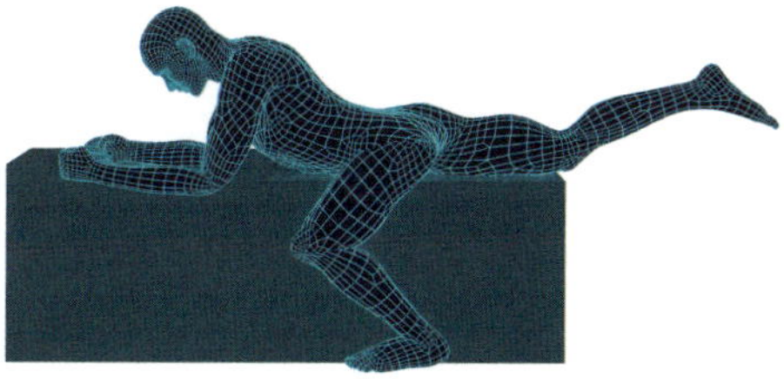

Legen Sie sich mit dem Bauch nach unten auf eine Couch.
Stellen Sie nun ein Bein auf dem Boden auf, das Bein der betroffenen Seite verbleibt auf der Couch.
Drehen Sie Ihren Kopf zur Seite in Richtung der Couch. Winkeln Sie das Bein, das auf der Couch liegt, an und ziehen Sie den Fuß mithilfe eines Handtuchs, das als Lasche verwendet wird, mit beiden Armen näher zum Gesäß, um die Dehnung zu verstärken.
Halten Sie diese Spannung für 3 Sekunden so intensiv wie möglich.
Wiederholen Sie die Übung 10-mal.
Gehen Sie zwischen den Wiederholungen immer langsam aus der Spannung heraus.

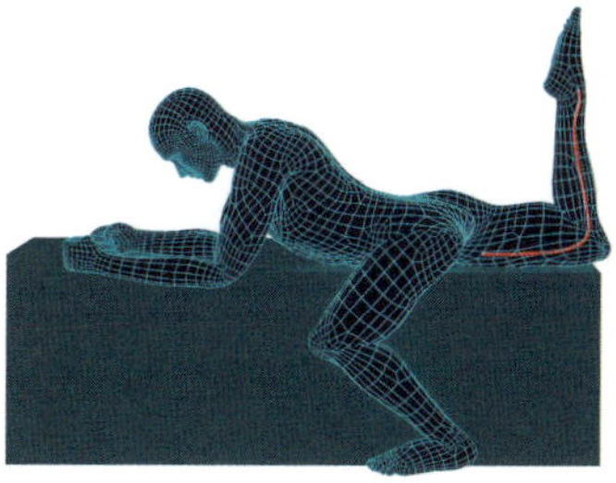

**Expertentipp:** Um den Effekt zu verstärken und dem Hexenschuss schneller Lebewohl zu sagen, versuchen Sie, in der maximalen Dehnposition den auf der Couch liegenden Oberschenkel leicht anzuheben.

Übungsvideo

# DAS 3-MINUTEN-SOFORTPROGRAMM GEGEN RÜCKENSCHMERZEN

Beim Training für einen starken und schmerzfreien Rücken achten viele nicht auf den Unterschied zwischen der äußeren (gelenkfern) und der inneren Muskelschicht (gelenknah).

Die äußere Muskelschicht ist in erster Linie dafür zuständig, die Bewegung auszuführen, während die innere für die Stabilität in der Bewegung sorgt. Da die innere Muskelschicht hervorragend auf statische Impulse anspricht, sollte man diese auch entsprechend ohne viel Dynamik, jedoch mit voller Konzentration trainieren. Wenn man dieses Element in seinem Training beachtet, wird es deutlich einfacher, die Wirbelsäule länger und ohne spürbare Anstrengung in einer geraden Position zu halten.

Mit diesem 3-Minuten-Programm wird der Rücken gekräftigt, um effektiv gegen Verspannungen und Schmerzen vorzugehen.

# STARKER RÜCKEN, ÜBUNG 1

Stellen Sie beide Beine schulterbreit auf. Strecken Sie die Arme nach vorn oben und gehen Sie in eine leichte Hocke. Spreizen Sie die Fingerspitzen.
Halten Sie diese Position für 45 Sekunden und achten Sie darauf, dass Ihre Arme nicht absinken, sondern auf Höhe der Ohren bleiben.

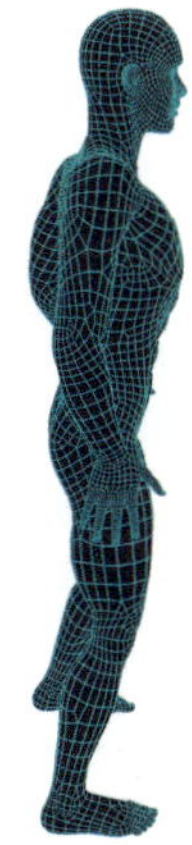

**Expertentipp:** Um ein Hohlkreuz zu vermeiden und die Spannung zu verstärken, gehen Sie in der Hocke mit dem Gesäß so weit nach hinten unten, bis Sie eine leichte Spannung auf der Oberschenkelrückseite spüren.

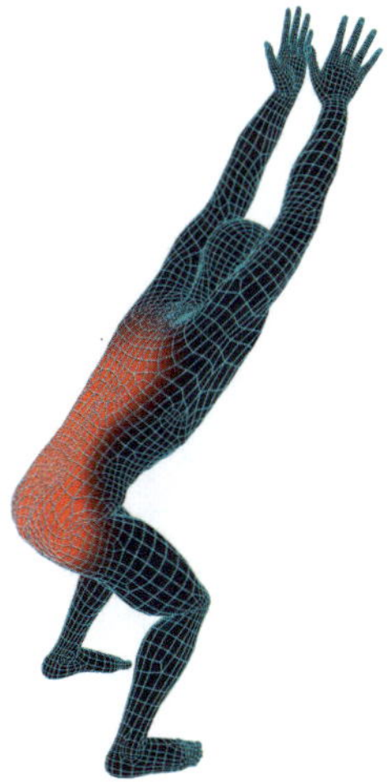

Übungsvideo

# STARKER RÜCKEN, ÜBUNG 2

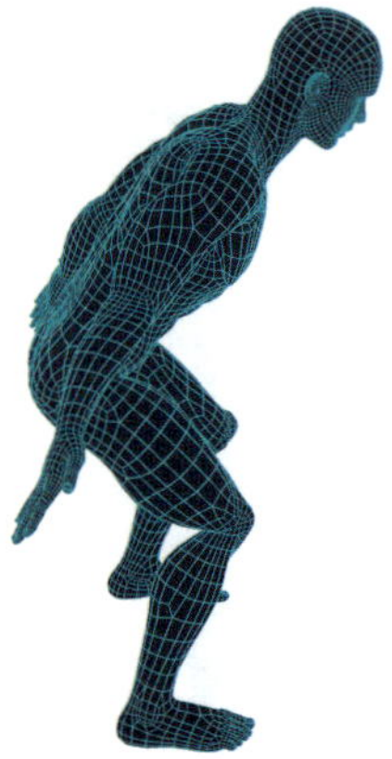

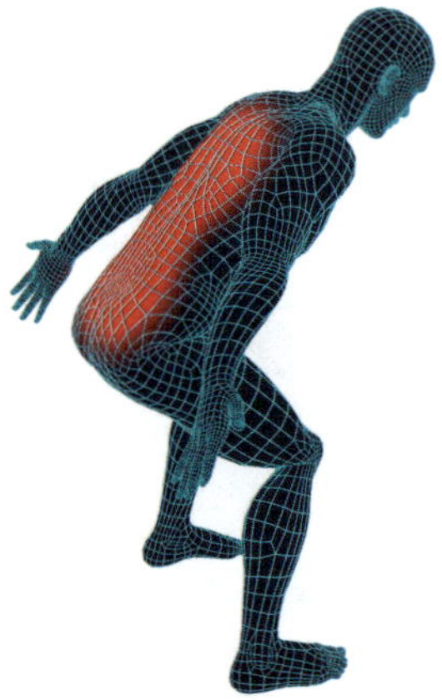

Stellen Sie beide Beine schulterbreit auf. Bewegen Sie die Arme leicht nach hinten vom Körper weg, spreizen und strecken Sie die Finger.
Gehen Sie in eine leichte Hocke.
Neigen Sie den Kopf und den Blick leicht nach unten, sodass eine Verlängerung der Wirbelsäule entsteht.
Bauen Sie Druck unter beiden Füßen an der Außenseite und gleichzeitig am Großzeh-Fußballen auf, indem Sie diese Richtung Boden pressen.
Strecken Sie gleichzeitig die Arme nach außen und halten Sie diese Spannung für 3 Sekunden intensiv.
Wiederholen Sie diese Bewegung 10-mal und verlassen Sie die Hocke auch zwischen den Wiederholungen nicht.
Gehen Sie zwischen den Wiederholungen immer wieder langsam aus der Spannung heraus.

**Expertentipp:** Um die Spannung stärker zu spüren, schließen Sie bei der Durchführung der Übung die Augen und stellen sich vor, dass Sie gleich losspringen möchten.

Übungsvideo

# STARKER RÜCKEN, ÜBUNG 3

**Benötigte Hilfsmittel:** Ball mit circa 25 Zentimeter Durchmesser (beispielsweise ein Pilatesball), Duschhandtuch

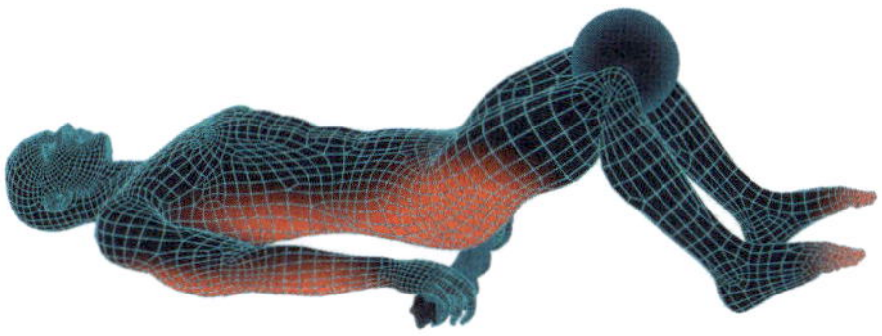

Legen Sie sich mit aufgestellten Beinen auf den Rücken.
Platzieren Sie den Ball zwischen Ihren Knien und drücken Sie diese zusammen.
Greifen Sie das Handtuch jeweils an den Enden mit Ihren Händen und ziehen Sie es auseinander.
Heben Sie den Po und den Vorderfuß an und ziehen Sie Ihre Zehen zusammen.
Verstärken Sie die Spannung zwischen den Beinen und Armen und drücken Sie die Zehenspitzen nach unten. Diese Spannung wird 3 Sekunden intensiv gehalten.
Wiederholen Sie diese Bewegung 10-mal und legen Sie das Gesäß während der Wiederholungen nicht ab.
Gehen Sie zwischen den Wiederholungen immer langsam aus der Spannung heraus.

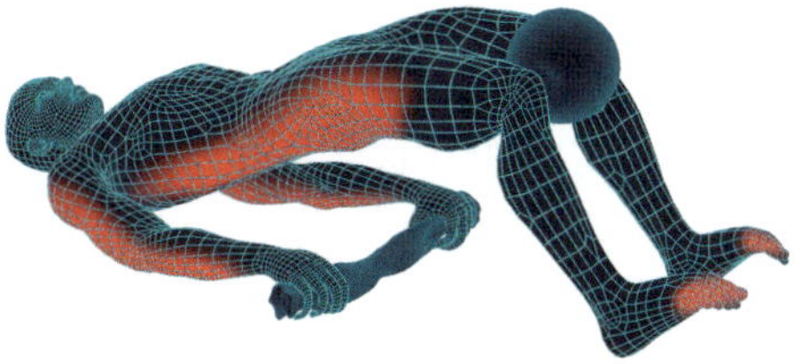

**Expertentipp:** Um die stabilisierende Muskulatur in der Tiefe noch besser zu erreichen, schließen Sie Ihre Augen und konzentrieren sich auf den Bereich des Beckens und des unteren Rückens.

Übungsvideo

# DAS 3-MINUTEN-SOFORTPROGRAMM FÜR EINEN SCHMERZFREIEN NACKEN

Der eigentliche Grund, warum wir unaufhörlich das Gefühl haben, dass wir unseren Nacken dehnen oder massieren müssen, hängt oft damit zusammen, dass vergessen wird, an der eigentlichen Ursache zu arbeiten. Das ist meist die schlechte Haltung und Instabilität unserer zu schwachen Haltemuskulatur im Nacken. Lange in einer Position zu verweilen oder die Nackenmuskulatur nicht gezielt zu trainieren führt unausweichlich zu Verspannungen im Nacken. Einfaches Dehnen dient lediglich als kurzfristige Lösung, um die Symptome zu reduzieren, an der Ursache gearbeitet wird damit jedoch nicht. Die Muskulatur verspannt nach einiger Zeit wieder, und wir verspüren das Gleiche erneut. Für einen Soforteffekt eignen sich am besten Nervenmobilisationen, um die Beweglichkeit des Nackens zu verbessern. Für den nachhaltigen Erfolg hilft spezielles Haltungstraining für die Tiefenstabilisation der Muskulatur an der Wirbelsäule.

Mit den folgenden drei effektiven Übungen sagen Sie Nackenverspannungen dauerhaft Adieu.

# SCHMERZFREIER NACKEN, ÜBUNG 1

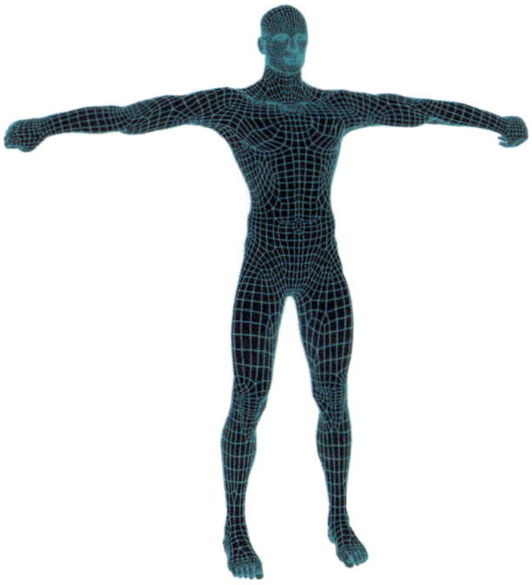

Umschließen Sie beide Daumen mit Ihren Fäusten.
Strecken Sie die Arme nach außen und drehen Sie die Fäuste nach innen.
Ziehen Sie die Schulterblätter nach unten Richtung Gesäß und drehen Sie die Fäuste nach innen.
Ziehen Sie das Kinn zu sich heran und machen Sie die Halswirbelsäule lang.
Drehen Sie den Kopf abwechselnd von einer Seite auf die andere und halten Sie ihn dort für jeweils 3 Sekunden.
Wiederholen Sie diese Drehung 5-mal pro Seite.
Gehen Sie zwischen den Wiederholungen immer langsam aus der Spannung heraus.

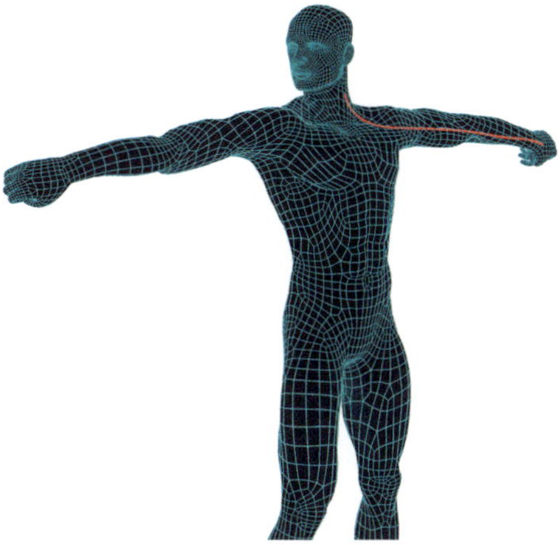

**Expertentipp:** Um die Effektivität dieser Übung zu maximieren, ziehen Sie die Schulterblätter nach unten Richtung Gesäß, während die Arme gestreckt oben bleiben.

Übungsvideo

# SCHMERZFREIER NACKEN, ÜBUNG 2

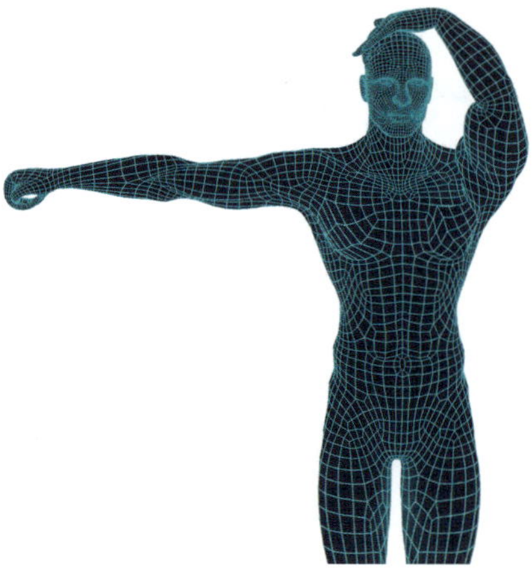

Umschließen Sie einen Ihrer Daumen mit der Faust.
Strecken Sie den Arm dieser Hand nach außen.
Ziehen Sie die Schulterblätter nach unten Richtung Gesäß und drehen Sie die Faust nach innen.
Neigen Sie den Kopf zur Gegenseite und halten Sie diesen mit der freien Hand.
Halten Sie die Spannung für 3 Sekunden und wiederholen Sie die Übung 5-mal pro Seite.
Gehen Sie zwischen den Wiederholungen immer langsam aus der Spannung heraus.

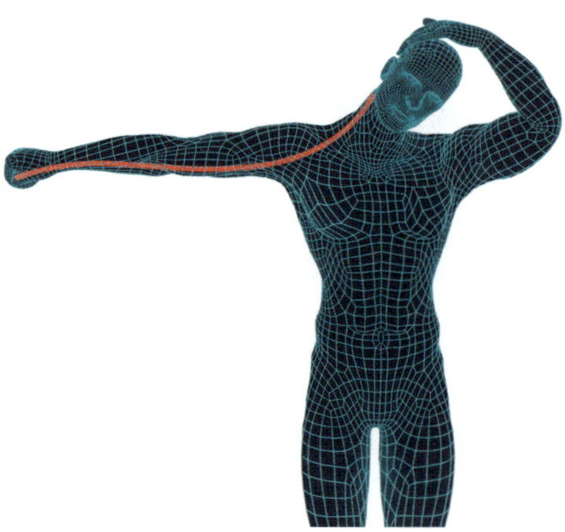

**Expertentipp:** Um die Übung bestmöglich an Ihre Haltung anzupassen, achten Sie im Spiegel, während Sie natürlich stehen, darauf, welche Schulter weiter oben ist, und machen auf dieser Seite eine Wiederholung mehr.

Übungsvideo

# SCHMERZFREIER NACKEN, ÜBUNG 3

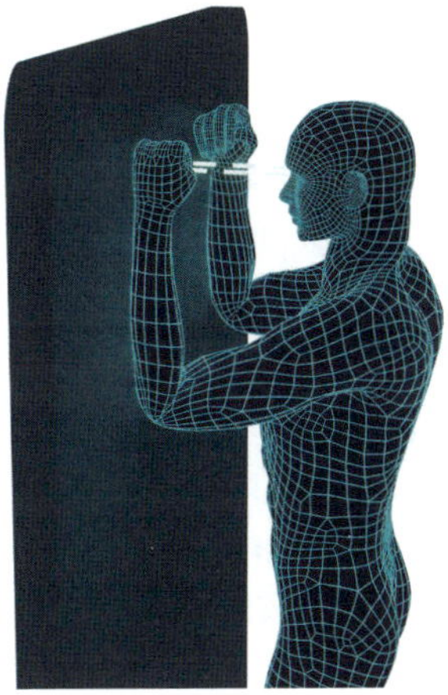

Stellen Sie sich vor eine Wand.
Stützen Sie Ihre Unterarme an der Wand auf.
Ziehen Sie Ihr Kinn zu sich heran und machen Sie die Halswirbelsäule lang.
Blicken Sie mit beiden Augen, so weit es geht, in eine Richtung, ohne dabei den Kopf zu drehen.
Halten Sie diese Spannung für 3 Sekunden intensiv und wiederholen Sie die Übung 5-mal pro Seite.
Gehen Sie zwischen den Wiederholungen immer langsam aus der Spannung heraus.

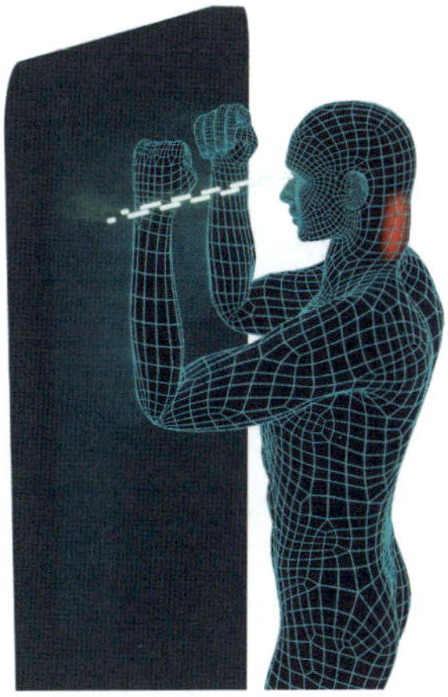

**Expertentipp:** Um den maximalen Effekt für die Nackenmuskulatur zu erzielen, versuchen Sie, die Schulterblätter nach außen zu drücken und diese Spannung während der gesamten Übungsausführung zu halten.

Übungsvideo

# DAS 3-MINUTEN-SOFORTPROGRAMM GEGEN SCHULTERSCHMERZEN

Für eine gesunde und schmerzfreie Schulter gilt es zu beachten, dass der Gelenkkopf im Verhältnis zur Gelenkpfanne um einiges größer ist als bei anderen Gelenken. Für eine freie Beweglichkeit der Schulter ist in erster Linie die Stabilität des Schulterblatts verantwortlich. Nur so kann gewährleistet werden, dass am eigentlichen Schultergelenk kein Engpass entsteht, der zu Entzündungen und stechenden Schmerzen bei Bewegung führt. Ebenso ist es wichtig, das Spannungsgleichgewicht der Schultervorder- und -rückseite aufrechtzuerhalten. Durch unseren überwiegend sitzenden Lebensstil ist die Vorderseite oftmals in einer Überspannung, die man mithilfe gezielter Nervenmobilisation loswird.

In dem folgenden 3-minütigen Übungsprogramm erleben Sie den Soforteffekt, ebenso wie die nachhaltige Verbesserung Ihrer Schulterbeweglichkeit.

Umgreifen Sie den Arm der betroffenen Schulter knapp über dem Ellenbogen von außen (Zeigefinger auf der Außen-, Daumen auf der Innenseite).
Bauen Sie mit dem Zeigefinger Druck auf die Stelle über dem Ellenbogen auf. Verstärken Sie den Druck, während Sie den Arm beugen und strecken. Bei korrekter Ausführung sollte sich an dieser Stelle ein stechendes Gefühl einstellen.
Wiederholen Sie die Übung 10-mal und halten Sie den Arm während der Wiederholungen oben.

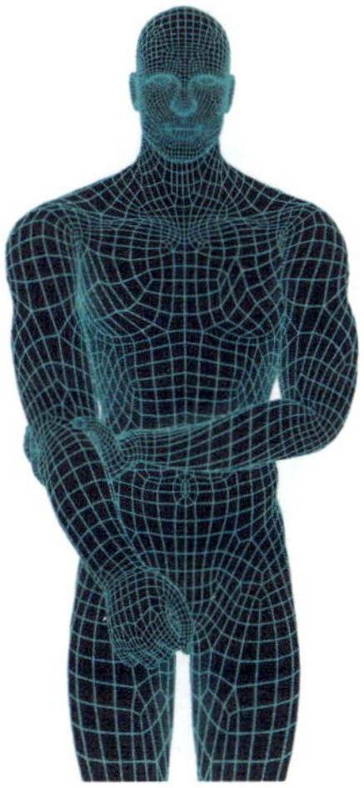

**Expertentipp:** Achten Sie bei der Druckerhöhung während der Armbeugung darauf, dass der Druckpunkt gehalten wird und die Mobilisation deutlich spürbar ist.

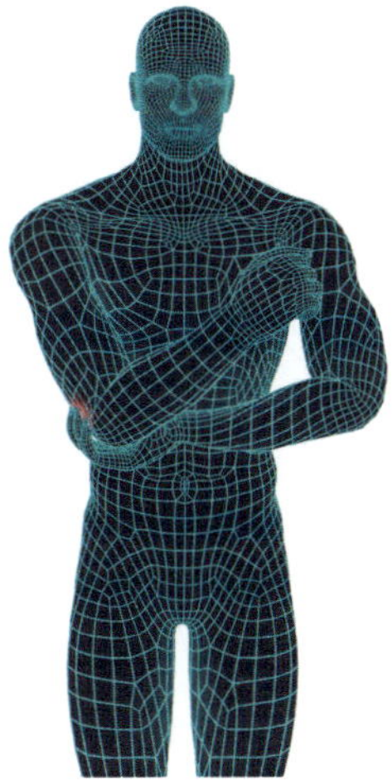

Übungsvideo

# SCHMERZFREIE SCHULTER, ÜBUNG 2

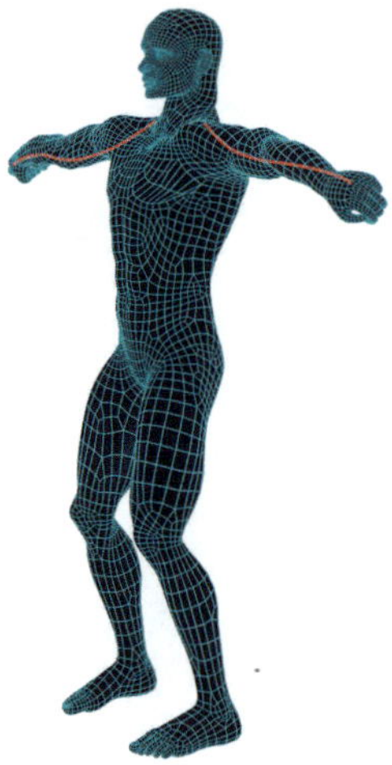

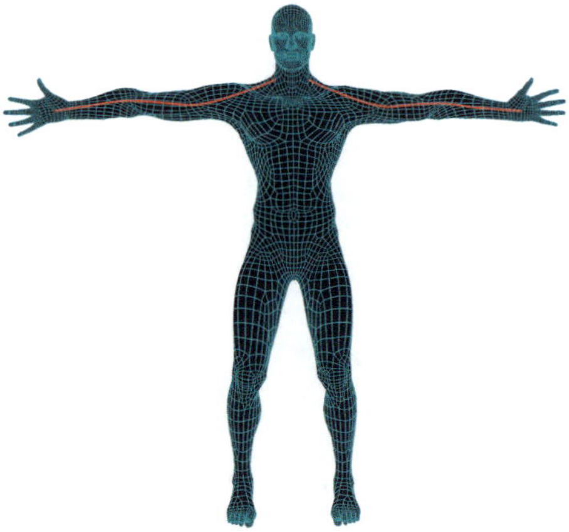

Umschließen Sie beide Daumen mit Ihren Fäusten.
Strecken Sie anschließend beide Arme nach außen.
Ziehen Sie die Schulterblätter nach unten Richtung Gesäß und drehen Sie die Fäuste nach innen.
Ziehen Sie das Kinn zu sich heran und machen Sie Ihre Halswirbelsäule lang.
Halten Sie diese Spannung für 3 Sekunden.
Drehen Sie dann die Arme nach außen und spreizen Sie die Finger.
Halten Sie diese Spannung ebenfalls für 3 Sekunden.
Wiederholen Sie beide Bewegungsrichtungen jeweils 10-mal.
Gehen Sie zwischen den Wiederholungen immer langsam aus der Spannung heraus.

**Expertentipp:** Um die Mobilisation zu verstärken, achten Sie darauf, dass Ihre Schultern unten und die Arme stets oben sind.

Übungsvideo

# SCHMERZFREIE SCHULTER, ÜBUNG 3

Setzen Sie sich mit gestreckten Beinen auf den Boden.
Bewegen Sie beide Arme rechtwinklig gebeugt nach außen oben.
Spreizen Sie die Finger an beiden Armen und drehen Sie die Arme nach außen.
Bewegen Sie den Oberkörper nach vorn oben und ziehen Sie die Zehenspitzen Richtung Körper (die Beine gehen automatisch mit).
Halten Sie diese Spannungsposition für 3 Sekunden und wiederholen Sie sie 10-mal.
Gehen Sie zwischen den Wiederholungen immer langsam aus der Spannung heraus.

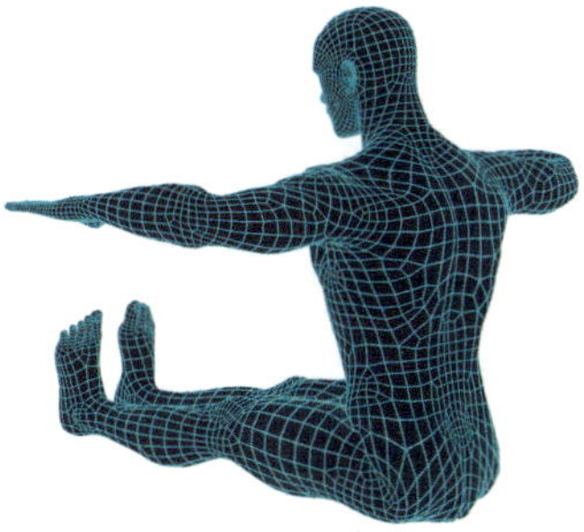

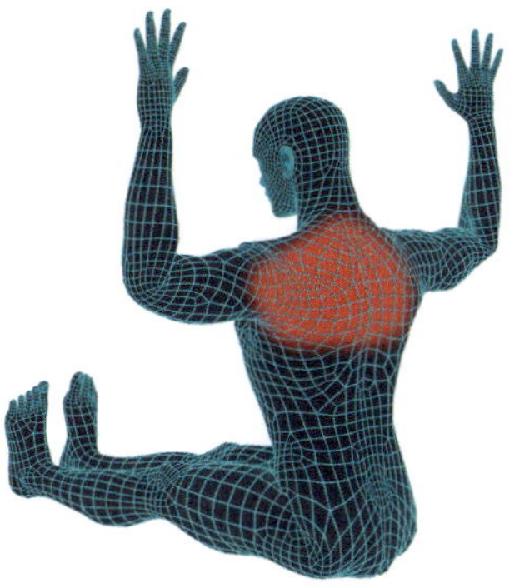

**Expertentipp:** Für eine zusätzliche Entlastung des Nackens ziehen Sie das Kinn heran und machen die Halswirbelsäule während der Spannungsposition lang.

Übungsvideo

# DAS 3-MINUTEN-SOFORTPROGRAMM FÜR SCHMERZFREIE KNIE

Oft höre ich von meinen Patienten, dass sich ihre Knie steif anfühlen und sie deshalb das Gefühl haben, dass Massagen und Dehnungen guttun. In der Tat kommt es dann zu gefühlten Verbesserungen, die jedoch leider nicht lange anhalten. Um den Knieschmerzen nachhaltig den Kampf ansagen zu können, sollte man diese drei Elemente unbedingt in seinem Training beherzigen: die Stabilisierung des Beckens, des Fußgewölbes und die Herabsetzung der Spannung an der Oberschenkelinnenseite.

Mit dem folgenden effektiven Work-out beherzigen Sie alle drei Elemente und können so langfristig Knieschmerzen loswerden.

# SCHMERZFREIE KNIE, ÜBUNG 1

Stellen Sie sich seitlich neben einen Tisch und stützen Sie sich locker mit der gegenüberliegenden Hand des betroffenen Knies ab.
Bewegen Sie den anderen Arm mit gespreizten Fingern zusammen mit dem gestreckten Bein nach außen oben.
Die Zehenspitzen des gestreckten Beins werden zusammengekrallt.
Drehen Sie das Knie des gestreckten Beins zum Boden.
Halten Sie die Spannung für 3 Sekunden und wiederholen Sie die Übung 10-mal.
Gehen Sie zwischen den Wiederholungen immer langsam aus der Spannung heraus.

**Expertentipp:** Schauen Sie dem Arm während der gesamten Bewegung hinterher, um die Körperspannung zu verstärken.

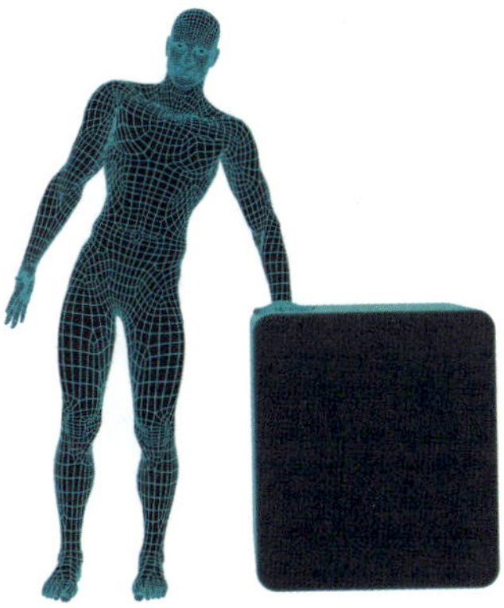

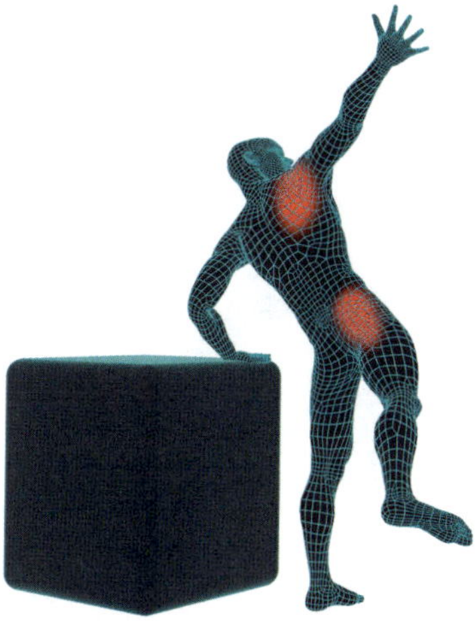

Übungsvideo

# SCHMERZFREIE KNIE, ÜBUNG 2

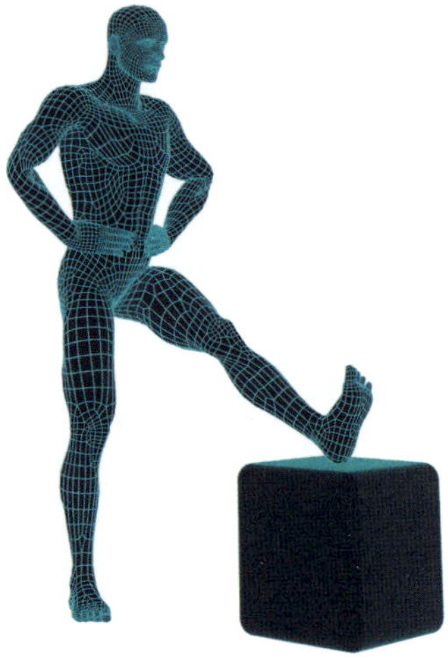

Legen Sie das betroffene Bein mit gestreckter Ferse auf einem Stuhl ab. (Sollte Ihnen der Stuhl zu hoch sein, können Sie auch etwas Niedrigeres verwenden.)
Ziehen Sie die Zehenspitzen des gestreckten Beins heran (der Fuß geht automatisch mit).
Das Becken dreht gleichzeitig leicht zur Gegenseite.
Halten Sie die Spannung für 3 Sekunden und wiederholen Sie die Übung 10-mal. Gehen Sie zwischen den Wiederholungen immer langsam aus der Spannung heraus.

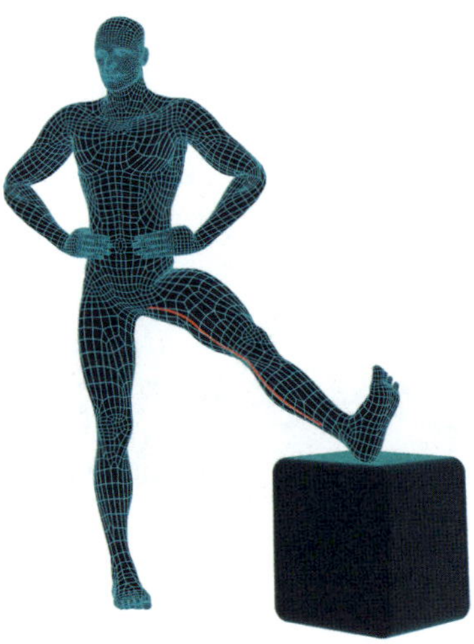

**Expertentipp:** Achten Sie darauf, dass der Fuß des gestreckten Beins immer nach außen gespannt ist, um die Mobilisierung auf der Oberschenkelinnenseite zu verstärken.

Übungsvideo

# SCHMERZFREIE KNIE, ÜBUNG 3

Legen Sie den Oberschenkel des betroffenen Beins mit der Vorderseite auf einen Tisch oder eine Bank und stützen Sie sich mit beiden Unterarmen ab, der Oberkörper sollte, sofern möglich, nicht abgelegt werden.
Winkeln Sie das Bein auf dem Tisch maximal an und strecken Sie die Zehen Richtung Decke.
Halten Sie die Spannungsposition für 3 Sekunden und wiederholen Sie die Übung 10-mal.
Gehen Sie zwischen den Wiederholungen immer langsam aus der Spannung heraus.

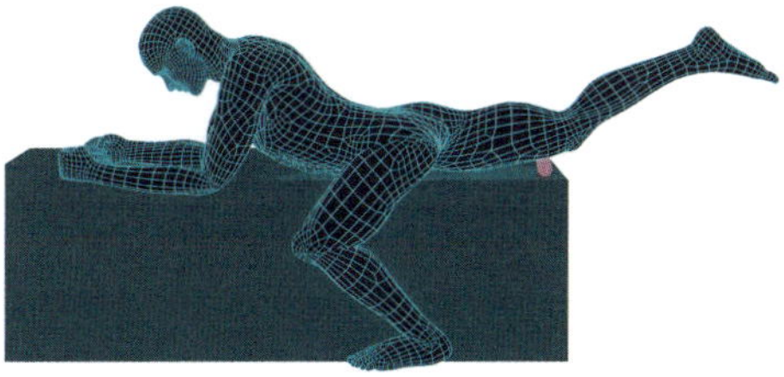

**Expertentipp:** Legen Sie ein kleines gerolltes Handtuch auf den Tisch oder die Bank unter den Oberschenkel knapp über der Kniescheibe des gebeugten Beins für eine noch intensivere Nervenmobilisation.

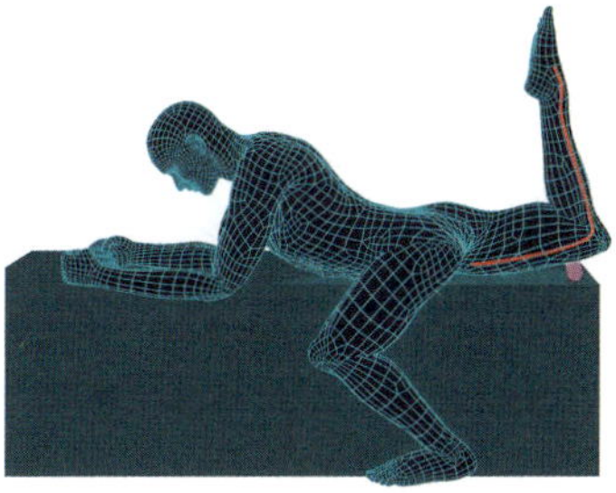

Übungsvideo

# DAS 3-MINUTEN-SOFORTPROGRAMM GEGEN DEN ISCHIASSCHMERZ

Woher kommen eigentlich Ischiasschmerzen? In erster Linie ist unser sitzender Lebensstil daran schuld, dass unsere Gesäßmuskulatur sich verspannt und auf den Nervus ischiadicus (Ischiasnerv) drückt. Auch der untere Rücken fühlt sich steif an, und wir würden ihn am liebsten den ganzen Tag massieren lassen.

Damit löst sich allerdings nicht das Grundproblem, das mit der Schwäche der Becken- und Bauchmuskulatur und der Hypermobilität der Lendenwirbelsäule zusammenhängt. Auch Gesäßmuskeldehnungen helfen nur kurzfristig. Gefragt ist hier eine gezielte Mobilisation der Nerven und eine Stabilisierung dieser Bereiche, um langfristigen Schäden wie beispielsweise Bandscheibenvorfällen oder Arthrosen im unteren Rücken vorzubeugen.

Mit dem folgenden schnellen Work-out sorgen Sie gleichzeitig für einen Soforteffekt und für Nachhaltigkeit.

# EFFEKTIV UND NACHHALTIG GEGEN DEN ISCHIASSCHMERZ, ÜBUNG 1

Setzen Sie sich auf einen Stuhl.
Legen Sie das betroffene Bein angewinkelt auf dem Oberschenkel des anderen Beins ab und strecken Sie die Zehen hoch in Richtung Knie.
Strecken Sie den Arm auf der anderen Seite und spreizen Sie die Finger.
Umgreifen Sie das Handgelenk des gestreckten Arms.
Bewegen Sie den gestreckten Arm mit gespreizten Fingern nach außen oben.
Strecken Sie den Oberkörper nach vorn oben.
Halten Sie diese Spannung für 3 Sekunden und wiederholen Sie die Übung 10-mal.

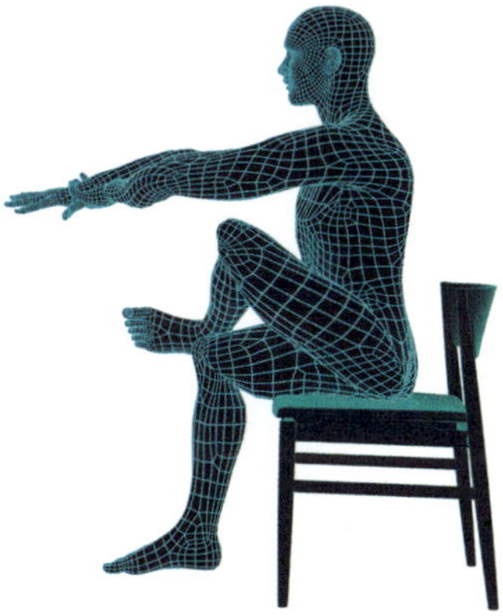

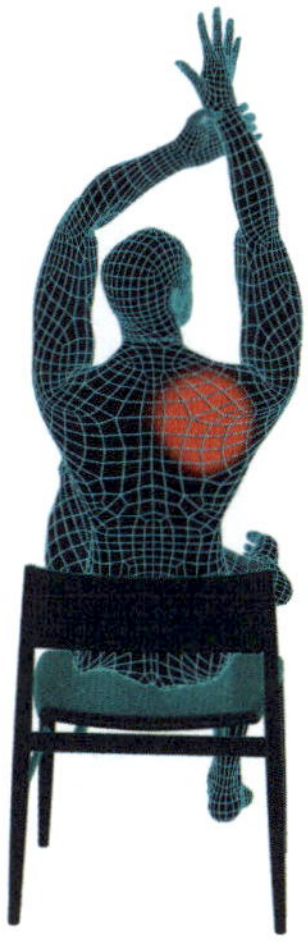

**Expertentipp:** Um die Spannung zu verstärken, schauen Sie dem gestreckten Arm während der gesamten Übung hinterher.

▶ Übungsvideo

# EFFEKTIV UND NACHHALTIG GEGEN DEN ISCHIASSCHMERZ, ÜBUNG 2

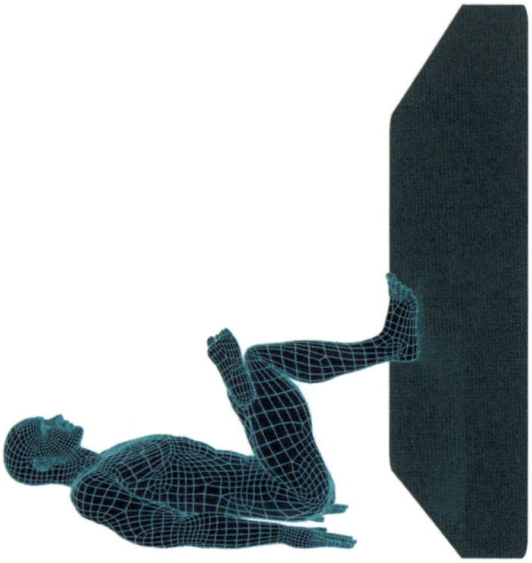

Legen Sie sich auf den Rücken und stellen Sie die Füße rechtwinklig an der Wand auf.
Legen Sie ein Bein angewinkelt auf dem Oberschenkel des anderen ab.
Ziehen Sie die Zehenspitzen beider Beine heran (die Beine gehen automatisch mit).
Lösen Sie dann den Fuß leicht von der Wand und drücken Sie den unteren Rücken in die Unterlage.
Halten Sie die Spannung für 3 Sekunden und wiederholen Sie die Übung 5-mal auf jeder Seite.
Gehen Sie zwischen den Wiederholungen immer langsam aus der Spannung heraus.

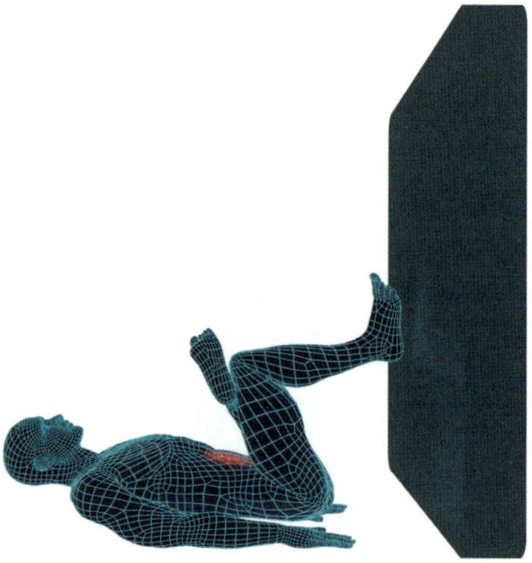

**Expertentipp:** Um die Wahrnehmung und Intensität zu verbessern, legen Sie Ihre Hände unter die Lendenwirbelsäule und versuchen, den Druck auf Ihre Hände spürbar zu verstärken.

Übungsvideo

# EFFEKTIV UND NACHHALTIG GEGEN DEN ISCHIASSCHMERZ, ÜBUNG 3

Setzen Sie sich auf einen Stuhl und legen Sie ein Bein gestreckt auf selber Höhe ab, das andere Bein hält Bodenkontakt.
Strecken Sie den Arm auf der anderen Seite und spreizen Sie die Finger.
Umgreifen Sie das Handgelenk des gestreckten Arms.
Bewegen Sie den gestreckten Arm nach oben außen und strecken Sie Ihren Oberkörper nach vorn oben.
Ziehen Sie während der Spannungsposition die Zehenspitzen des gestreckten Beines heran (das Bein geht automatisch mit).
Halten Sie die Spannung für 3 Sekunden und wiederholen Sie die Übung 5-mal auf jeder Seite.
Gehen Sie zwischen den Wiederholungen immer langsam aus der Spannung heraus.

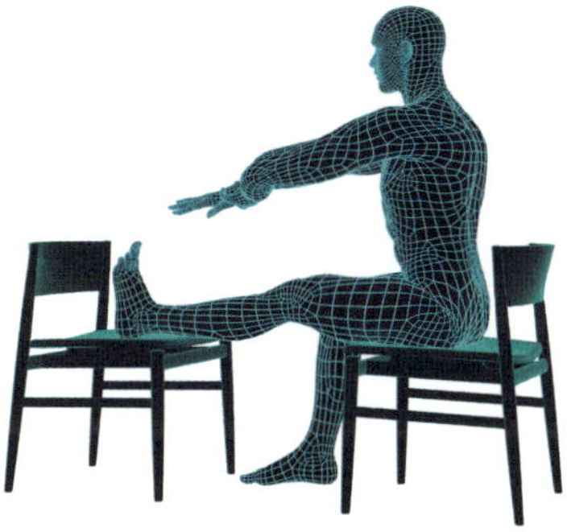

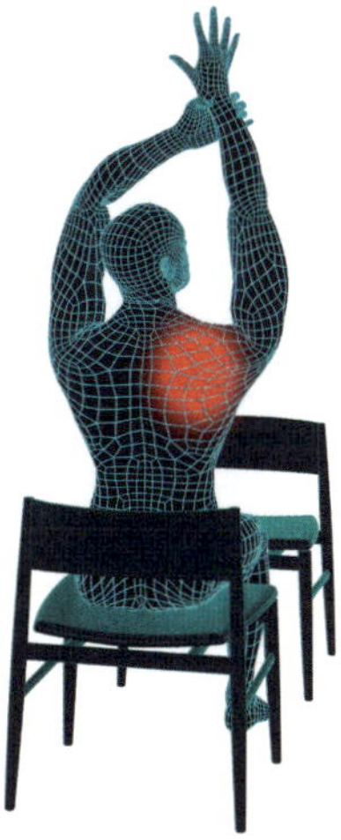

**Expertentipp:** Um den Effekt zu verstärken, versuchen Sie in der Spannungsposition, Ihr Becken nach vorn zu kippen, indem Sie sich vorstellen, sich ganz aufrichten zu wollen.

Übungsvideo

# DAS 3-MINUTEN-ANTI-MIGRÄNE-SOFORTPROGRAMM

In Deutschland leiden etwa 54 Millionen Menschen – also rund 70 Prozent der Bevölkerung – unter vorübergehenden oder anhaltenden Kopfschmerzen (Statista 2021). Um nicht gleich zu Schmerzmitteln zu greifen, gibt es schnell wirksame Möglichkeiten, den Schmerzen auf natürliche Weise entgegenzuwirken. Neben effektiven Techniken zur Nervenmobilisation ist es wichtig, die Muskulatur zu kräftigen, die unseren Kopf hält. Eine verspannte Nackenmuskulatur führt in den meisten Fällen zu Spannungskopfschmerzen und kann nachhaltig nur durch eine Tiefenstabilisation der Haltemuskulatur am Nacken verhindert werden.

Das folgende Work-out ermöglicht mit nur 3 Minuten Übungszeit eine schnelle Abhilfe bei Migräne.

**Benötigte Hilfsmittel:** Faszienrolle oder Duschhandtuch

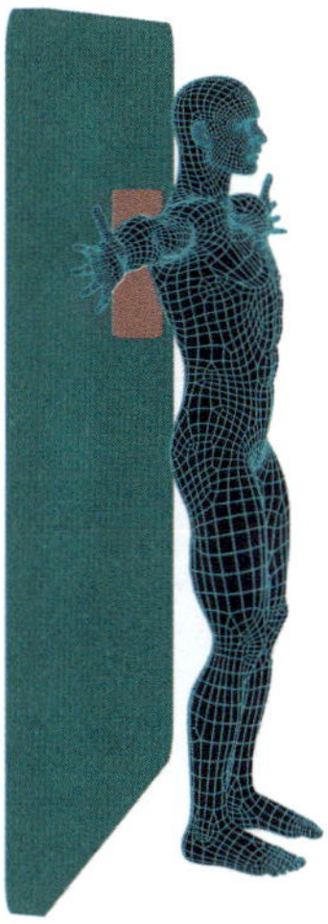

Verwenden Sie ein gerolltes Duschhandtuch oder eine einfache Faszienrolle. Stellen Sie sich an eine Wand und platzieren Sie das Handtuch beziehungsweise die Rolle zwischen den Schulterblättern.
Strecken Sie beide Arme zur Seite und spreizen Sie die Fingerspitzen.
Ziehen Sie das Kinn heran und machen Sie die Halswirbelsäule lang.
Halten Sie diese Spannung für 3 Sekunden intensiv und wiederholen Sie die Übung 10-mal.

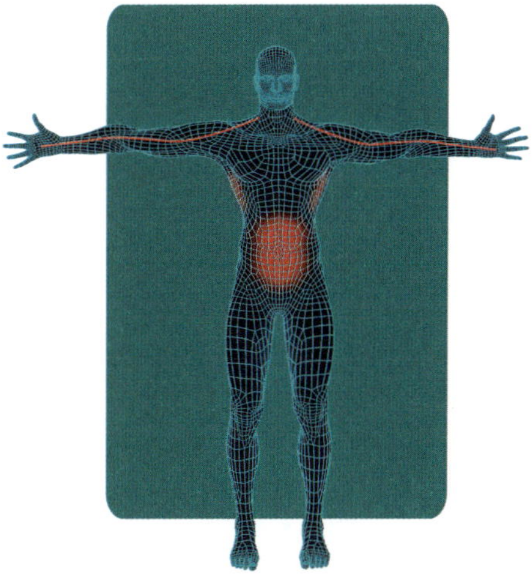

**Expertentipp:** Um die Spannung im Nackenbereich zu erhöhen, spannen Sie Ihren Bauch während der Übung bewusst an, sodass der untere Rücken gegen die Wand gedrückt wird. Somit wird ein Hohlkreuz vermieden und die Mobilisation der Halswirbelsäule verstärkt.

Übungsvideo

# ANTI-MIGRÄNE-ÜBUNG 2

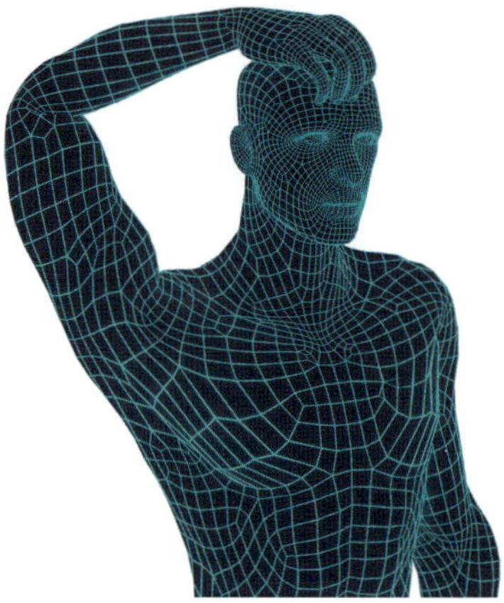

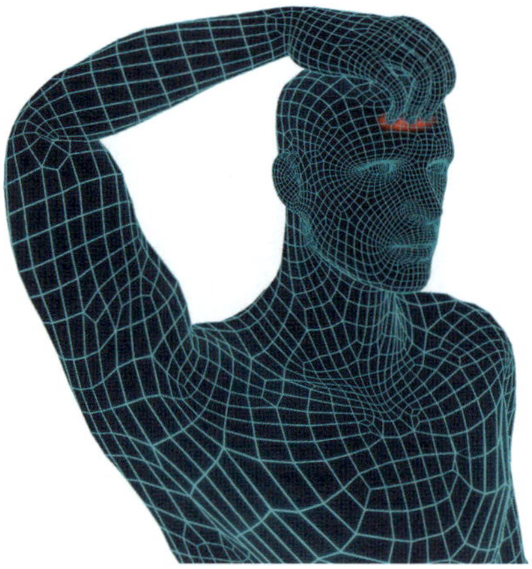

Übungsvideo

Beugen Sie den Kopf leicht nach vorn. Legen Sie die drei mittleren Finger circa 2 Zentimeter über den Augenbrauen auf die Mitte Ihrer Stirn.
Bauen Sie unter den Fingern Druck auf. Halten Sie diesen Druck und bewegen Sie gleichzeitig die Hand leicht nach oben, sodass die Haut dabei mitbewegt wird.
Halten Sie diese Spannung für 3 Sekunden intensiv und gehen Sie dann langsam aus der Spannung heraus. Wiederholen Sie die Übung 10-mal.

**Expertentipp:** Um die Effizienz der Übungsausführung zu messen, empfehle ich Ihnen einen einfachen Vorher-nachher-Test: Lehnen Sie sich vor der Übung nach vorn, so weit Sie können, und versuchen Sie, den Boden mit den Fingern zu berühren. Merken Sie sich, wie weit Sie gekommen sind. Wiederholen Sie das Ganze dann nach der Ausführung der Übung und prüfen Sie, ob Sie weiter nach unten kommen als zuvor.

# ANTI-MIGRÄNE-ÜBUNG 3

Setzen Sie sich an einen Tisch.
Legen Sie die Hände vor Ihrem Oberkörper auf den Tisch.
Ziehen Sie das Kinn heran und machen Sie die Halswirbelsäule lang.
Schauen Sie mit beiden Augen abwechselnd nach links und rechts, so weit es geht, während der Kopf gerade bleibt.
Halten Sie diesen Blick immer jeweils 3 Sekunden, wenn Sie am Ende Ihrer Blickmöglichkeit angekommen sind.
Wiederholen Sie diese Übung 10-mal.

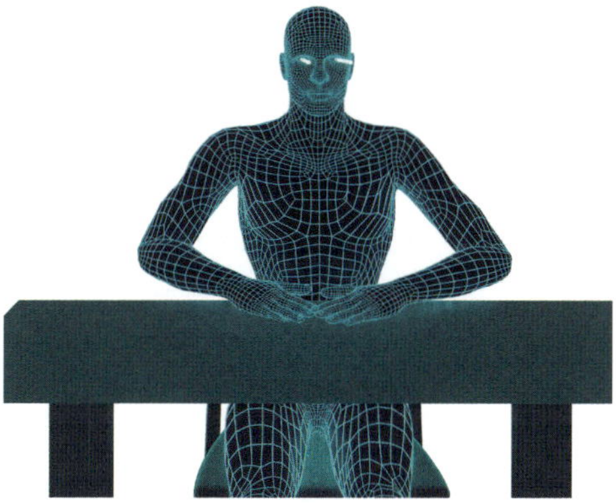

**Expertentipp:** Um den Effekt zu verstärken, drücken Sie während der Spannungsposition mit Ihren Händen auf dem Tisch nach außen und ziehen die Schulterblätter herunter.

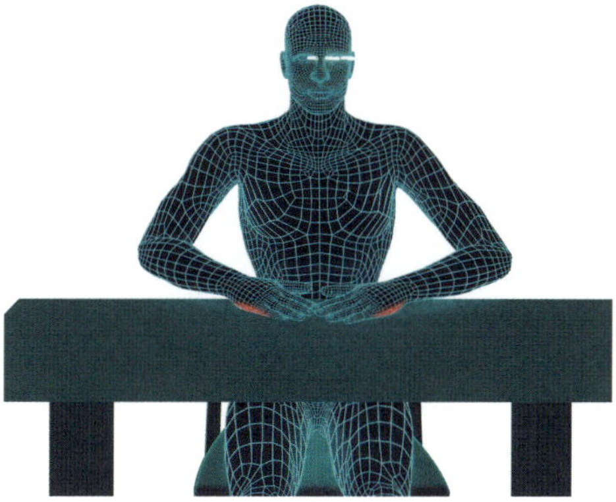

Übungsvideo

# DAS 3-MINUTEN-SOFORTPROGRAMM GEGEN VERSPANNUNGEN AM KIEFER

Am häufigsten unterschätzt wird der Kiefer im Hinblick auf Nackenverspannungen und Kopfschmerzen. Für einen Soforteffekt ist es wichtig, die Muskulatur in der Tiefe zu entspannen und das Muskelgedächtnis über die Rezeptoren in den Muskelsehnen gezielt zu aktivieren. Zusätzlich ist es notwendig, die Faszien über der Kaumuskulatur zu entspannen, um deren natürliche Schutzfunktion herabzusetzen, welche sich als Verspannung äußert, die durch Überlastung der Kaumuskulatur entsteht.

In 3 Minuten helfen folgende Übungen gegen eine verspannte Kiefermuskulatur.

# ENTSPANNTER KIEFER, ÜBUNG 1

Beugen Sie den Kopf leicht nach vorn. Legen Sie die Finger auf die Schläfe der betroffenen Seite.
Bauen Sie Druck mit Ihren Fingern auf. Halten Sie den Druck an dieser Stelle und bewegen Sie die Hand leicht nach oben, ohne die Finger von dieser Stelle zu nehmen.
Halten Sie diese Spannung für 3 Sekunden intensiv und wiederholen Sie die Übung 10-mal.

**Expertentipp:** Um die Übung effektiv durchzuführen, ist es wichtig, dass Sie wirklich nur kleine und in die Tiefe gehende Bewegungen mit den Fingern ausführen.

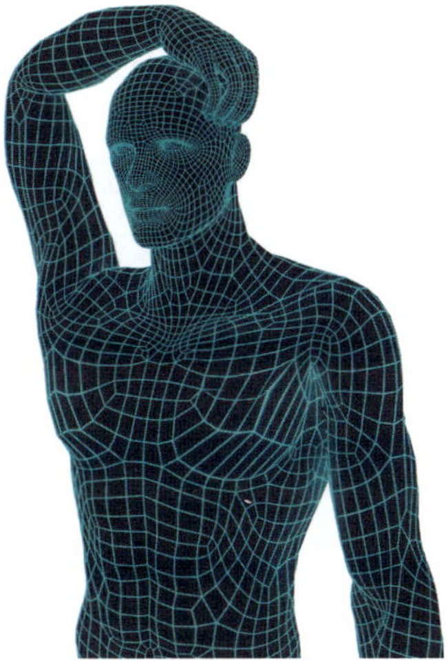

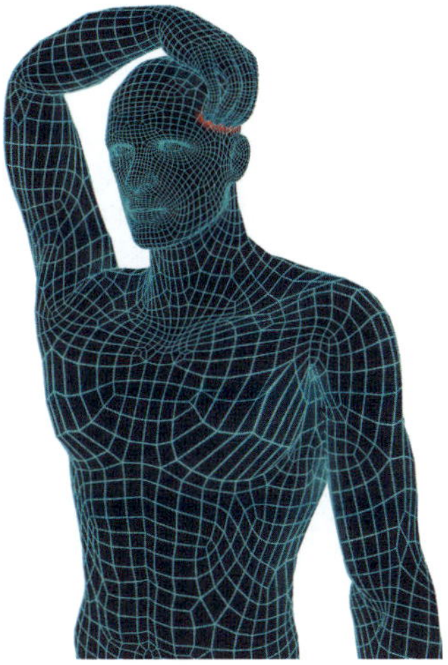

Übungsvideo

# ENTSPANNTER KIEFER, ÜBUNG 2

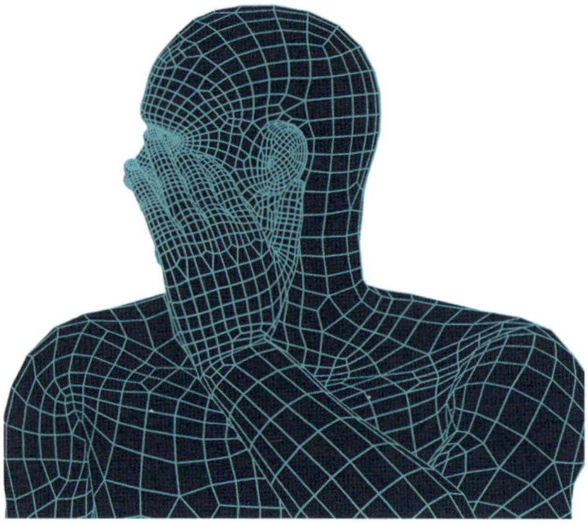

Positionieren Sie den Mittelfinger unterhalb des Wangenknochens der betroffenen Seite.
Beißen Sie die Zähne kurz aufeinander und ertasten Sie die Kaumuskulatur.
Bauen Sie unter dem Finger Druck auf.
Erhöhen Sie den Druck und drehen Sie den Kopf zur Gegenseite.
Führen Sie diese Bewegung für 3 Sekunden intensiv aus und wiederholen Sie die Übung 10-mal.

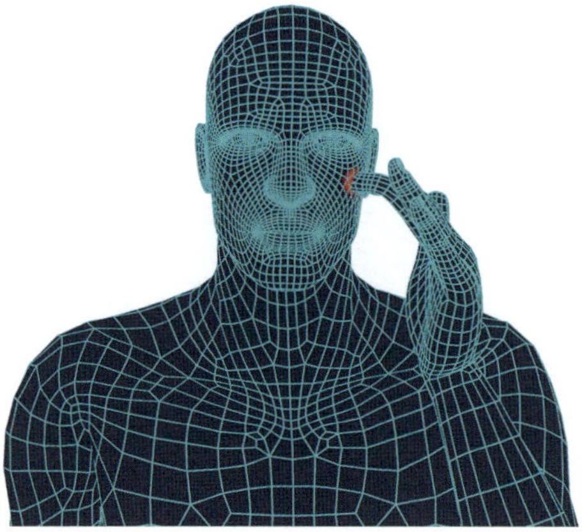

**Expertentipp:** Für einen Soforteffekt ist es wichtig, dass Sie den Druck unter dem Finger während der Kopfdrehung erhöhen und deutlich spüren.

Übungsvideo

# ENTSPANNTER KIEFER, ÜBUNG 3

Setzen Sie den Daumen unter dem Kinn an.
Öffnen Sie den Kiefer gegen den leichten Widerstand des Daumens.
Halten Sie diese Spannung 3 Sekunden lang bei maximaler Mundöffnung.
Schließen Sie den Mund langsam und ohne Druck wieder und wiederholen Sie die Übung 10-mal.

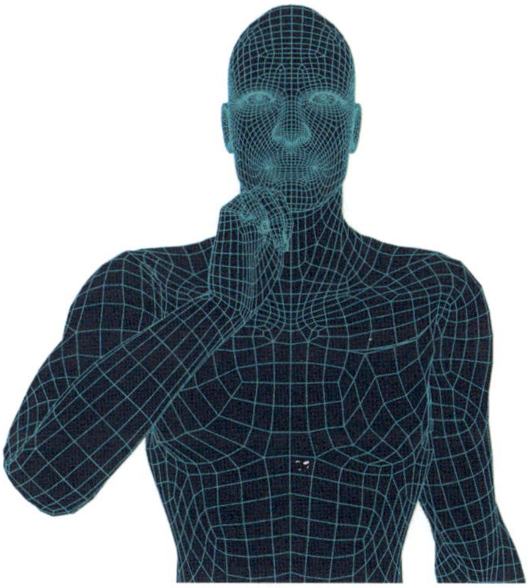

**Expertentipp:** Für ein gutes Ergebnis achten Sie darauf, dass Ihr Kopf während der Übung nicht nach hinten oder zur Seite neigt.

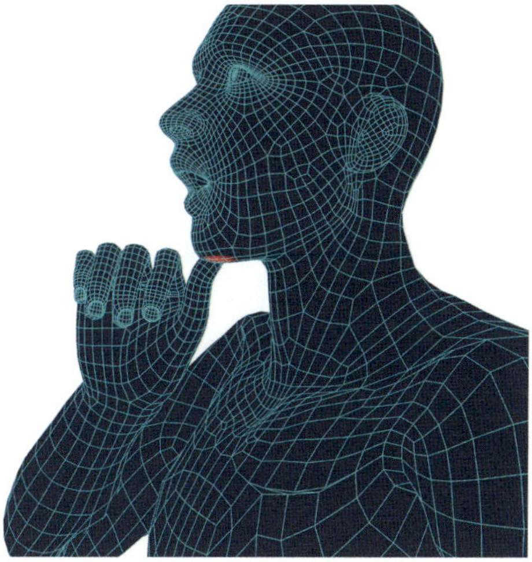

Übungsvideo

# Bonus-Übungen

Im Folgenden habe ich Ihnen einige zusätzliche Übungen zusammengestellt, die Ihr Wohlbefinden fördern können. Von der Atmung über ein 3-Minuten-Programm für Sportler für ein gleichmäßiges Training des Körpers bis hin zu Übungen für gesunde Füße können Sie diese einfachen Work-outs ebenfalls leicht in Ihren Alltag integrieren. Ihr Körper wird es Ihnen danken!

Unsere Atmung ist überlebenswichtig, dennoch nehmen wir eine einwandfreie Funktion als selbstverständlich wahr, was aber oftmals nicht der Fall ist. Durch unseren sitzenden Lebensstil und die daraus resultierende ungesunde Körperhaltung leidet auch die Lungenfunktion, und unser Körper bekommt insgesamt weniger Sauerstoff. Unsere Rippenbeweglichkeit ist maßgeblich dafür verantwortlich, dass wir tief und unbeschwert einatmen können. Diese ist allerdings oftmals durch einen steifen oberen Rücken eingeschränkt.

So können Sie Ihre Atmung einfach testen und mit der folgenden Übung spürbar verbessern.

Legen Sie Ihre Hände auf die Brust. Achten Sie darauf, wie sich der Brustkorb beim Atmen hebt und senkt.
Fühlen Sie mit den Händen auf dem Bauch, wie er sich bei der Atmung bewegt.
Legen Sie die Hände seitlich an die unteren Rippen und spüren Sie, wie sich die Rippen beim Atmen nach außen schieben.

**Was sollten Sie dabei spüren?**
Bei der Vollatmung, der idealen Form der Atmung, kommt es in allen drei genannten Körperbereichen zu deutlich spürbaren Bewegungen.

**Testen Sie Ihr Lungenvolumen**
**Benötigte Hilfsmittel:** Kerze und Feuerzeug

Atmen Sie 2- bis 3-mal tief ein und aus. Blasen Sie eine Kerze aus. Dies sollte Ihnen mit mindestens einer Armlänge Abstand gelingen.

**Was stellen Sie dabei fest?**
Wenn Sie weniger als eine Armlänge Abstand brauchen, kann das darauf hinweisen, dass Sie falsch atmen oder Ihre Lungenfunktion gestört ist.

# IN 60 SEKUNDEN FREIER ATMEN

Dank dieser effektiven Übung können Sie nach nur 60 Sekunden mit Leichtigkeit durchatmen:

Stellen Sie sich vor einen Tisch.

Lehnen Sie sich über den Tisch und legen Sie die Arme dabei gestreckt nach vorn ab.

Drehen Sie den Kopf zu einer beliebigen Seite und holen Sie tief Luft.

Halten Sie den Atem für 2 Sekunden an.

Atmen Sie anschließend vollständig aus und warten Sie vor dem nächsten Einatmen 1 Sekunde.

Wiederholen Sie diese Übung 10-mal.

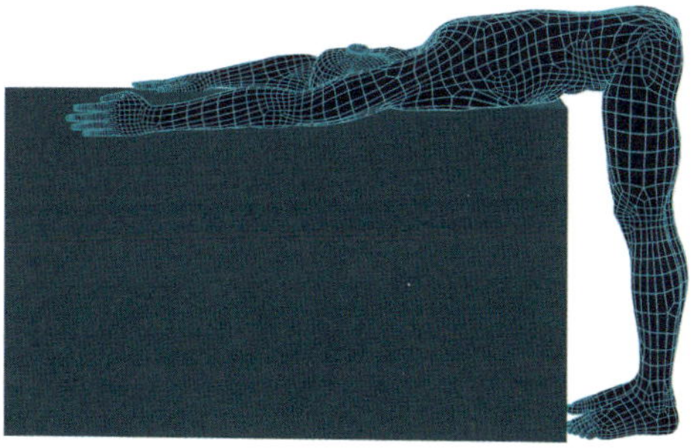

**Expertentipp:** Um die Sauerstoffversorgung ganzheitlich zu verbessern, atmen Sie bewusst tief in verschiedene Bereiche Ihres Brustkorbs und Bauchs ein.

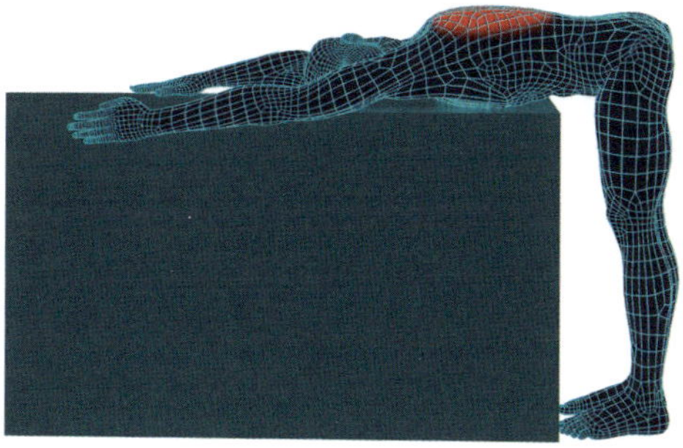

Übungsvideo

# DAS 3-MINUTEN-PROGRAMM FÜR SPORTLER

Da vor allem beim Sport häufig eine Vorzugsseite entwickelt wird, ist es umso wichtiger, das Work-out entsprechend anzupassen. Unser Muskelgedächtnis spielt hierbei eine große Rolle, da die Muskelfunktionsketten insbesondere beim Sport schnell Bewegungsmuster abspeichern. Diese sind allerdings für den Alltag hinderlich, da die daraus entstehenden körperlichen Asymmetrien später Schmerzen hervorrufen sowie die Beweglichkeit und die sportliche Leitung stark beeinträchtigen können. Zur Durchführung dieses Trainings sollten Sie immer bei einer vorherigen Spiegelkontrolle die aktuelle Position Ihres Kopfes und Ihrer Schultern ermitteln. Diese Informationen benötigen Sie, um in Ihrem anschließenden Training für mehr Gleichgewicht der Muskelketten zu sorgen.

Mit folgenden Übungen wirken Sie der Asymmetrie entgegen.

**Wichtig:** Sehen Sie vor der Übungsausführung in den Spiegel und achten Sie dabei auf Ihre Schultern. Auf der Seite, auf der die Schulter weiter oben ist, werden 6 Wiederholungen gemacht, während Sie auf der anderen Seite lediglich 4 Wiederholungen durchführen.

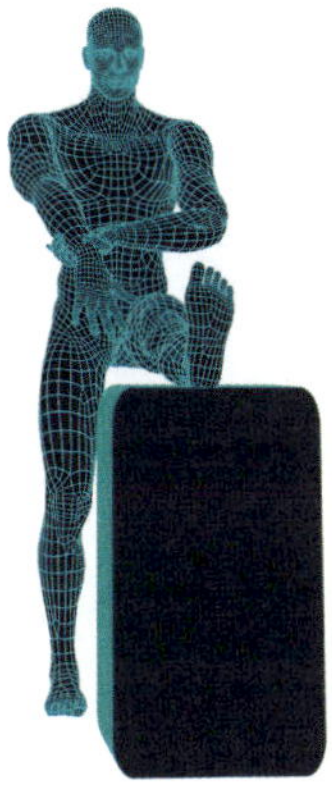

Stellen Sie sich an einen Tisch oder eine Bank.
Strecken Sie einen Arm nach vorn aus.
Umgreifen Sie das Handgelenk des gestreckten Arms und spreizen Sie die Finger.
Legen Sie das Bein der Gegenseite gestreckt auf den Tisch oder die Bank.
Bewegen Sie den gestreckten Arm mit gespreizten Fingern nach oben außen.
Führen Sie den gestreckten Arm in die maximale Spannungsposition und ziehen Sie dabei die Zehenspitzen des gestreckten Beins heran (das Bein geht automatisch mit).
Halten Sie die Spannung für 3 Sekunden.
Wiederholen Sie die Übung 6-mal auf der Seite, auf der die Schulter weiter oben ist, und 4-mal auf der anderen Seite.
Gehen Sie zwischen den Wiederholungen immer langsam aus der Spannung heraus.

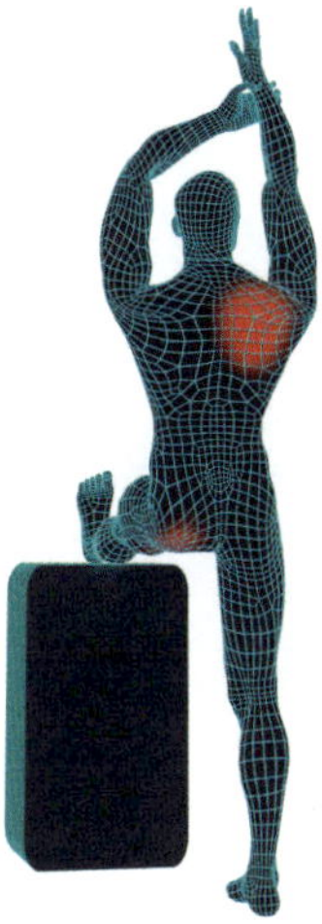

Übungsvideo

# SPORTLER-WORK-OUT, ÜBUNG 2

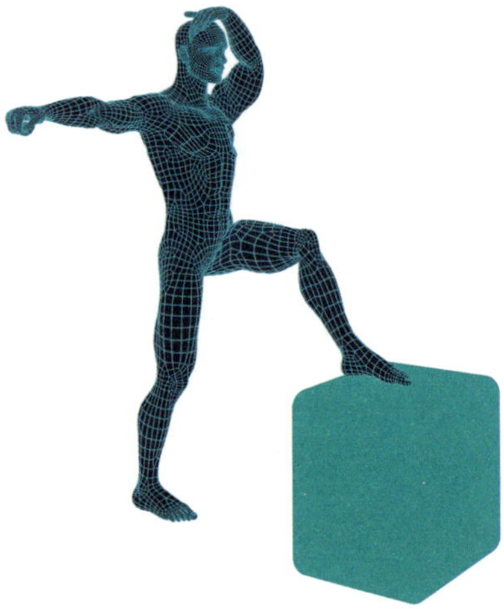

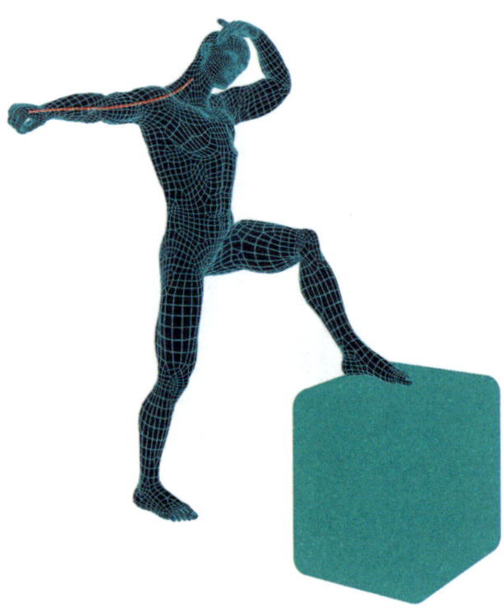

Übungsvideo

**Wichtig:** Sehen Sie vor der Übungsausführung in den Spiegel und achten Sie dabei auf Ihren Kopf. Auf der Seite, auf der er weiter geneigt ist, werden 6 Wiederholungen gemacht, während Sie auf der anderen Seite lediglich 4 Wiederholungen durchführen.

Stellen Sie sich an einen Tisch oder eine Bank.
Strecken Sie einen Arm zur Seite und umschließen Sie den Daumen mit Ihrer Faust.
Stellen Sie den Fuß der Gegenseite gegen eine Bank oder einen Tisch, sodass Ihr Knie über der Hüfte ist.
Drehen Sie die Faust nun nach innen und ziehen Sie die Schulterblätter nach unten Richtung Gesäß.
Neigen Sie den Kopf zur gegenüberliegenden Seite.
Halten Sie die Spannung für 3 Sekunden.
Wiederholen Sie die Übung 6-mal auf der Seite, auch der Ihr Kopf weiter geneigt ist, und 4-mal auf der anderen Seite.
Gehen Sie zwischen den Wiederholungen immer langsam aus der Spannung heraus.

# SPORTLER-WORK-OUT, ÜBUNG 3

**Wichtig:** Sehen Sie vor der Übungsausführung in den Spiegel und achten Sie dabei auf Ihre Schultern. Auf der Seite, auf der die Schulter weiter oben ist, werden 6 Wiederholungen gemacht, während Sie auf der anderen Seite lediglich 4 Wiederholungen durchführen.

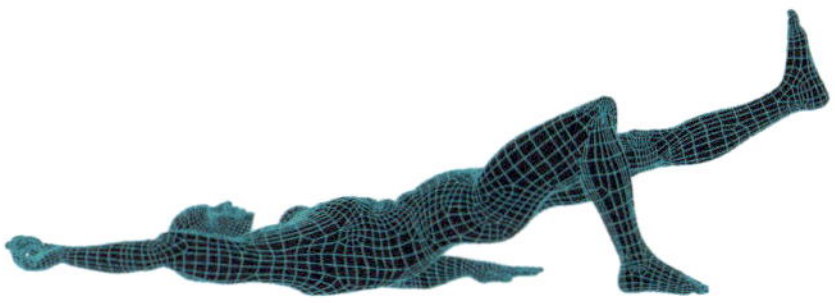

Legen Sie sich auf den Rücken, winkeln Sie Ihre Beine an und heben Sie Ihr Becken.
Machen Sie mit einem Arm eine Faust.
Strecken Sie nun das Bein auf der gegenüberliegenden Seite und ziehen Sie die Zehenspitzen heran (das Bein geht automatisch mit).
Führen Sie jetzt die Faust und die Ferse des gestreckten Beins vor Ihrem Körper zueinander.
Halten Sie die Spannung für 3 Sekunden.
Wiederholen Sie die Übung 6-mal auf der Seite, auch der Ihre Schulter weiter oben ist, und 4-mal auf der anderen Seite.
Gehen Sie zwischen den Wiederholungen immer langsam aus der Spannung heraus, während das Becken in der gesamten Übungsausführung oben bleibt.

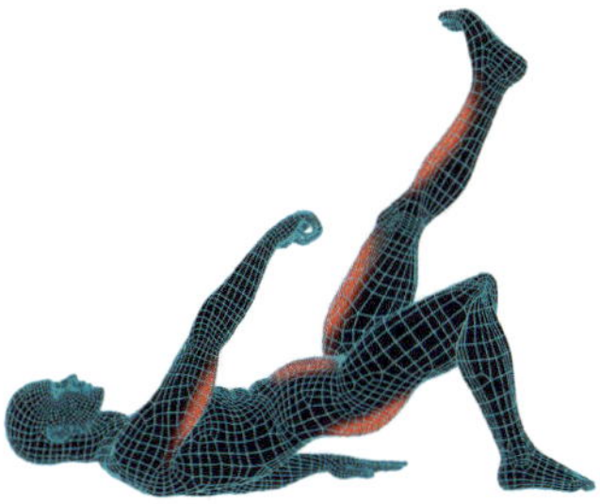

Übungsvideo

# DAS 4-MINUTEN-WORK-OUT FÜR GANZHEITLICHE FUSSGESUNDHEIT

Wie im Vorfeld erläutert, sind die Füße das Fundament unseres Körpers. Idealerweise sorgen sie für die notwendige Stabilität, die ihn täglich trägt. Oft wird jedoch unterschätzt, welche Folgen eine Instabilität des Fußgewölbes haben kann. Einige Muskelgruppen sind vielleicht verkürzt und gleichzeitig zu schwach ausgeprägt. Neben einem möglichen Hallux valgus führt ein Absinken des Fußgewölbes zu einer Knie- und Beckenschiefstellung beim Laufen. Dies hat häufig unangenehme Verspannungen und Schmerzen im Bereich der Lendenwirbelsäule zur Folge.

Wenn Sie nicht die Möglichkeit haben, jeden Tag ausgiebig barfuß in der Natur zu gehen, oder bereits negative Veränderungen an Ihren Füßen festgestellt haben, können Sie mit dem folgenden ganzheitlichen Fuß-Work-out ein starkes und schmerzfreies Fundament für Ihren Körper aufbauen.

# GANZHEITLICHE FUSSGESUNDHEIT, ÜBUNG 1

Stellen Sie sich so hin, dass Sie sich leicht abstützen oder festhalten können.
Strecken Sie die großen Zehen beider Füße nach oben.
Drücken Sie währenddessen die anderen Zehen in den Boden.
Halten Sie diese Spannung für 3 Sekunden.
Drücken Sie dann abwechselnd die großen Zehen in den Boden, während Sie die anderen Zehen nach oben strecken.
Halten Sie diese Spannung ebenfalls für 3 Sekunden und wiederholen Sie die beiden Bewegungen abwechselnd jeweils 10-mal.

**Expertentipp:** Um die Feinmotorik bestmöglich zu trainieren, schließen Sie bei der Übungsdurchführung die Augen und stützen sich gut ab, um das Gleichgewicht zu halten.

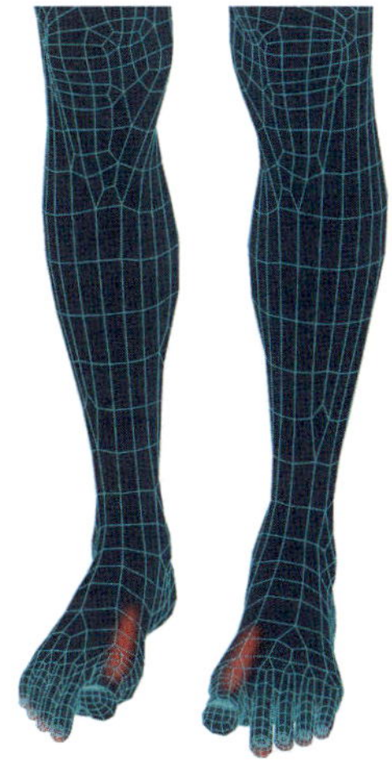

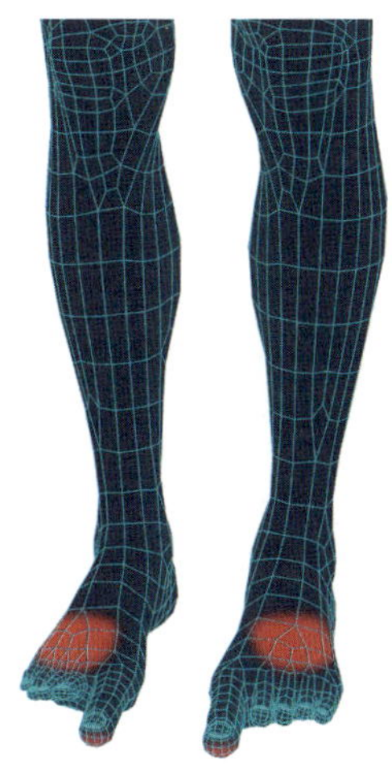

Übungsvideo

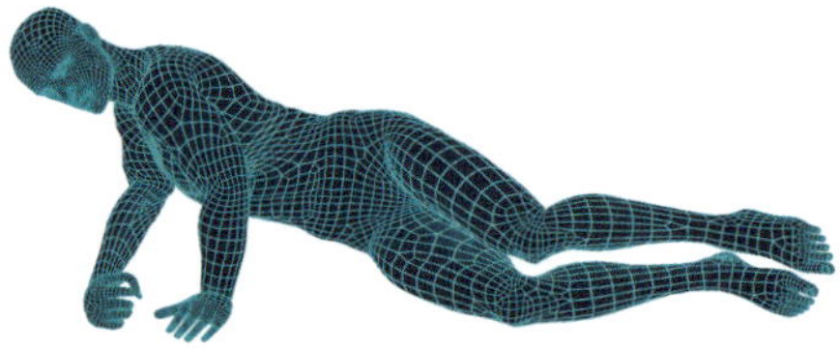

Legen Sie sich seitlich auf den Boden, am besten auf eine Gymnastikmatte, und stützen Sie sich mit einem Unterarm, angewinkelten Knien sowie mit der Hand des oberen Armes vor Ihrem Körper ab. Stützen Sie sich mit dem oberen Arm vor dem Körper ab.
Strecken Sie das obere Bein nach oben und heben Sie die Hüfte vom Boden. Drehen Sie anschließend das Knie nach innen und krallen Sie die Zehen. Halten Sie diese Spannung für 3 Sekunden und wiederholen Sie die Übung 5-mal pro Seite.

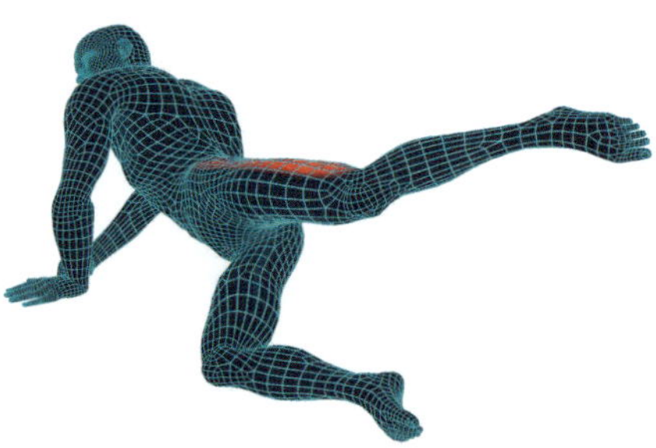

**Expertentipp:** Um die Effizienz zu erhöhen, ist es wichtig, das Becken bewusst noch einmal nach oben zu drücken, sobald das Knie nach innen gedreht worden ist.

Übungsvideo

# GANZHEITLICHE FUSSGESUNDHEIT, ÜBUNG 3

**Benötigte Hilfsmittel:** harter, kleiner Ball, Durchmesser circa 5 Zentimeter

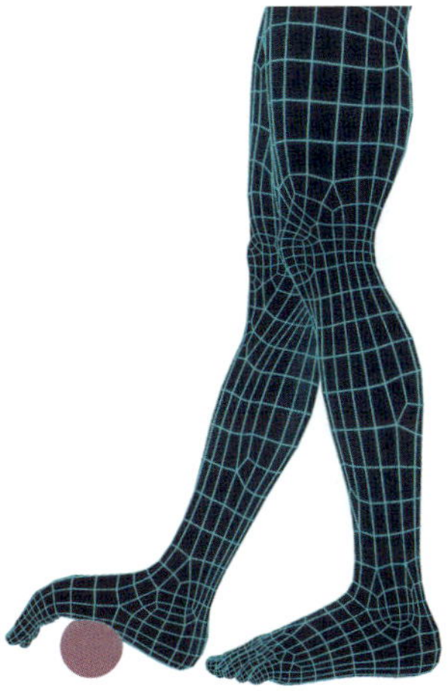

Stellen Sie sich so hin, dass Sie sich leicht abstützen oder festhalten können. Stellen Sie ein Bein weiter nach vorn. Legen Sie unter den vorderen Fuß einen kleinen Ball in die Mitte zwischen Großzeh und Ferse auf der Innenseite der Fußsohle.
Erhöhen Sie den Druck auf den Ball, während der Großzeh abwechselnd gebeugt und gestreckt wird (die anderen Zehen bewegen sich automatisch mit). Führen Sie die Bewegung langsam aus und behalten Sie den Druck stetig bei. Führen Sie diese Bewegung 45 Sekunden pro Seite aus.

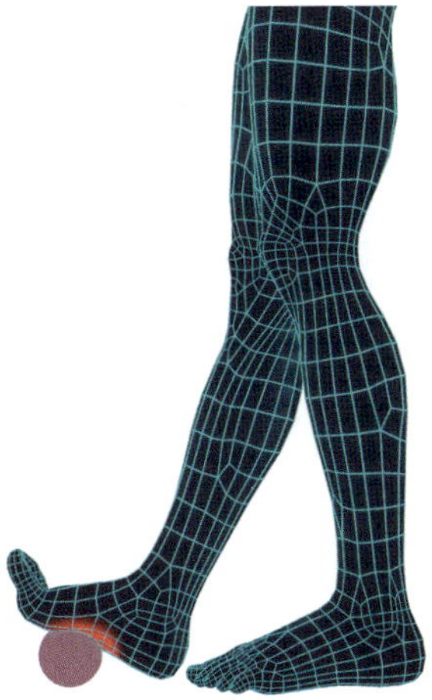

**Expertentipp:** Damit der Effekt deutlicher spürbar ist, erhöhen Sie den Druck des Fußes auf den Ball beim Strecken des Großzehs noch mehr.

Übungsvideo

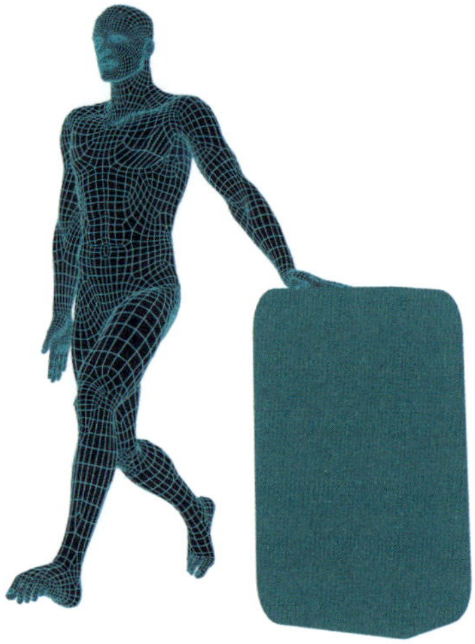

Stellen Sie sich so hin, dass Sie sich leicht abstützen oder festhalten können.
Machen Sie mit einem Bein einen Ausfallschritt nach vorn.
Bewegen Sie das hintere Knie, so tief Sie können, in Richtung Boden, ohne diesen zu berühren.
Krallen Sie die Zehenspitzen des vorderen Beins und ziehen Sie den Fußrücken nach oben Richtung Körper.
Halten Sie die Spannung für 3 Sekunden.
Wiederholen Sie diese Bewegung 5-mal pro Seite, behalten Sie in der Entspannung den Ausfallschritt bei.

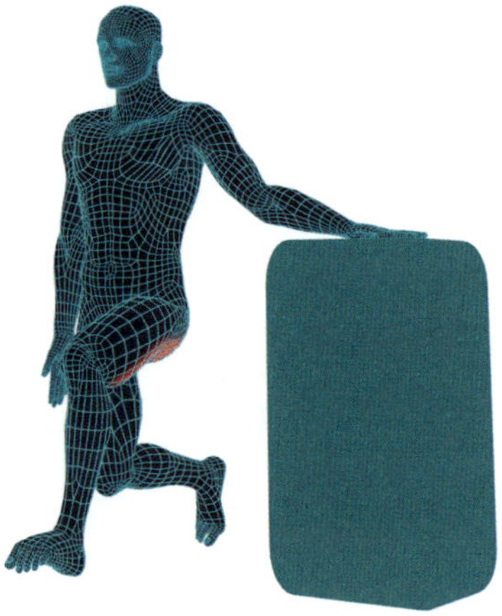

**Expertentipp:** Um die Muskelfunktionskette ganzheitlich zu trainieren, ist es wichtig, dass Sie auf das Knie des vorderen Beins achten: Es darf während der Bewegung nicht nach innen ausweichen.

Übungsvideo

# 8

# FRAGEN, DIE SIE AUF DER SUCHE NACH EINEM GUTEN THERAPEUTEN STELLEN SOLLTEN

Mit dem Wissen aus diesem Buch sind Sie nun vielleicht auf Probleme in Ihrem Körper aufmerksam geworden, zu denen Sie sich professionellen Rat einholen möchten. Auf der Suche nach einem guten Therapeuten oder einer guten Therapeutin ergeben sich viele Fragen, die Sie beachten sollten, um auch wirklich eine Praxis zu finden, in der Ihnen individuell erfolgreich geholfen wird. Ich habe im Folgenden einen Katalog mit den wichtigsten Fragen für Sie zusammengestellt, die Ihnen bei der Suche helfen sollen.

*Ist Ihr Problem eines der Spezialgebiete des Therapeuten?*
Es mag selbstverständlich erscheinen, bleibt aber doch immer wieder unbeachtet: die Frage, ob das Behandlungsgebiet auch tatsächlich in die Expertise des Therapeuten fällt. Erkundigen Sie sich also zuerst nach den Spezialgebieten der Praxis. Sind diese auf der Website aufgeführt und gut erklärt?

*Macht der Therapeut Heilversprechen?*
Ein Behandler sollte niemals Heilversprechen abgeben, weder persönlich noch auf Webseiten oder Aushängen. Die richtige Mischung aus realistisch und bemüht ist hier gefragt.

*Was sagen Bekannte und Ihr behandelnder Arzt zu der Praxis? Gibt es Erfahrungsberichte?*
Als ersten Schritt auf der Suche nach dem Therapeuten Ihrer Wahl sollten Sie sich ein Bild von vorhandenen Praxen in Ihrer Umgebung machen und sich diejenigen heraussuchen, die Sie bevorzugen würden. Dann können Sie Bekannte und Freunde fragen, ob eventuell jemand bereits Erfahrungen dort gemacht hat.

Weiterhin können Sie Ihren behandelnden Arzt um seine Meinung zur Praxis Ihrer Wahl bitten.

*Erhalten Sie einen zeitnahen Termin, und müssen Sie am Behandlungstag nicht lange warten? Ist alles in der Praxis hygienisch und ansprechend?*
Daneben gibt es noch weitere, teils organisatorische Aspekte, die es zu beachten gilt, zum Beispiel die Wartezeit, die Sie aufbringen müssen, bis Sie einen Termin erhalten, und auch die Frage, wie lange Sie im Wartezimmer sitzen, bevor Sie zur Behandlung aufgerufen werden. Darüber hinaus sollte die Praxis selbst ansprechend gestaltet, modern ausgestattet und hygienisch sein.

*Ist die Kommunikation in der Praxis gut, und wie gut ist der Therapeut interdisziplinär vernetzt? Zieht er bei Bedarf weitere Spezialisten hinzu, oder nimmt er Kontakt zum behandelnden Arzt auf?*
Es ist wichtig, bereits bei der Terminvereinbarung alle relevanten Informationen mitzuteilen, damit die Sprechstundenhilfe Sie bei dem für Sie passenden Behandler einplanen kann. In einer guten Praxis werden diese Informationen notiert und an den Therapeuten weitergegeben.

Des Weiteren muss zwischen den Therapeuten eine gute interne Kommunikation stattfinden. Diese ist essentiell für eine erfolgreiche und ganzheitliche Behandlung. Ein Experte für alles muss erst noch geboren werden, doch mit guter interner Kommunikation kann das jeweilige Wissen der unterschiedlichen Therapeuten gesammelt in die Behandlung einfließen.

Die Zusammenarbeit im Team sollte immer im Fluss sein, sodass der Patient oder die Patientin die bestmögliche Behandlung erfährt.

Auch die interdisziplinäre Kommunikation nach außen, zum Beispiel zu Fachärzten, muss gegeben sein. In meinen Praxen ist der Punkt Kommunikation extrem wichtig und wird von Patienten und Patientinnen sehr geschätzt: Sie müssen sich nicht fragen, ob auch tatsächlich alle wichtigen Aspekte der Behandlung beachtet worden sind, denn durch eine lückenlose interne sowie externe Kommunikation sind alle Expertisen abgedeckt. Eine gute Kommunikationsstruktur mit fachlichem Austausch auf einer professionellen Ebene ist ein ausschlaggebender Punkt für eine gute Praxis.

*Findet vor der Behandlung eine Untersuchung und Anamnese statt?*
Der häufigste Fehler, den Therapeuten begehen, ist eine mangelhafte Untersuchung der Patientinnen und Patienten. Dies führt oft zu dem, was ich die »Da-wo's«-Therapie nenne, nämlich einer Behandlung ausschließlich *da, wo's* gerade wehtut. Die Stelle ist aber, wie in diesem Buch bereits erläutert wurde, meist nicht die, an der die eigentliche Ursache der Beschwerden liegt.

Natürlich kann die Behandlung auch die Stelle der Schmerzen oder Beschwerden umfassen, sollte aber deutlich darüber hinausgehen und die eigentliche Ursache aufdecken und behandeln. Eine »Da-wo's«-Therapie ist nur lokal und nie ganzheitlich. Eine Therapie nach mangelnder Untersuchung kann daher nie nachhaltige Erfolge erzielen.

Zur Untersuchung sollte auch gehören, dass man sich nach Ihren früheren und sonstigen Beschwerden sowie bisherigen Behandlungsversuchen erkundigt (also die Durchführung einer Anamnese). Ihre persönliche Sicht der Dinge sollte dabei nicht zu kurz kommen.

*Wie vorurteilsfrei und aufgeschlossen geht der Therapeut an die Behandlung?*
Wichtig ist außerdem, dass der Therapeut mit offenen Augen an die Behandlung herangeht. Wer stumpf nur das ausführt, was auf der Verordnung oder dem Rezept gefragt ist, verpasst eventuell die Chance, dem Patienten durch das eigene Wissen und Können noch besser zu helfen.

Das bedeutet nicht, dass es in Ordnung ist, wenn ein Therapeut einfach vom Rezept abweicht. Vielmehr sollte er Sie fragen, ob Sie damit einverstanden sind, wenn er mit dem behandelnden Arzt Kontakt aufnimmt und mit ihm eine Abänderung des Rezepts bespricht.

Dies ist insofern wichtig, als in vielen Fällen und vor allem bei gesetzlich versicherten Patienten in Deutschland die Ärzte zeitlich gar nicht die Möglichkeiten haben, diese in einer Weise zu untersuchen, dass sie die meist komplexen Ursachen eines Problems ergründen können. Wenn der Therapeut also etwas wahrnimmt, was Ihnen helfen kann, der Arzt dies aber noch nicht ins Rezept aufgenommen hat, ist es wichtig, dass er Rücksprache mit dem Arzt hält. Dies ist ein weiterer Grund, der dafür spricht, einen Therapeuten auszuwählen, der bereits ein etabliertes Netz von Fachärzten und anderen interdisziplinären Spezialisten hat.

*Beantwortet der Therapeut alle Ihre Fragen?*
Ein guter Therapeut wird Sie dazu ermuntern, Fragen zu stellen. Sie sollten stets direkt sein können, Dinge hinterfragen dürfen und Antworten erhalten, die Sie auch problemlos verstehen können und nicht erst im Anatomiebuch nachschlagen müssen.

*Findet eine vollumfassende Aufklärung statt, die langfristige Erfolge zum Ziel hat? Fühlen Sie sich ernst genommen, und wird auf Ihre Bedürfnisse eingegangen?*
Ein weiterer wichtiger Punkt ist die Aufklärung der Patienten, sodass Veränderungen hin zu einem gesünderen Lebensstil auch tatsächlich umgesetzt werden können. Denn es hilft nichts, wenn der Therapeut zwar die Schmerzen lindert, nicht jedoch die Ursache der Schmerzen aufklärt

und dem Patienten dabei hilft, gegen diese Ursache dann auch selbst vorzugehen. Nur wenn Änderungen im eigenen Lebensstil umgesetzt werden können, stellen sich langfristige Erfolge ein.

Es ist Aufgabe des Behandlers, dem Patienten zu verstehen zu geben, dass jedes körperliche Problem von vielen verschiedenen Faktoren abhängig ist. Die individuelle Lage muss dabei ernst genommen werden. Jemand, der ein Problem nicht ernst nimmt, kann bei diesem Problem auch nicht helfen. Ihre persönlichen Bedürfnisse sollten immer an erster Stelle stehen, denn schließlich geht es um Ihre Gesundheit.

*Bildet sich der Therapeut regelmäßig im Hinblick auf neue Methoden weiter?*
Fragen Sie außerdem, ob sich der Therapeut kontinuierlich weiterbildet, um sein Wissen auf dem aktuellen Stand zu halten. Bekanntlich schreitet die Erkenntnislage in der Medizin unaufhaltsam voran, und wir lernen ständig Neues über den menschlichen Körper. Damit auch moderne Einsichten in die Therapie einfließen können, ist es wichtig, dass sich der von Ihnen ausgewählte Spezialist mit den neuesten Methoden auskennt und diese auch anwenden kann.

Wenn Ihnen all diese Fragen zufriedenstellend beantwortet wurden, steht einem Erfolg versprechenden und angenehmen Behandlungstermin nichts mehr im Weg. Haben Sie dann erst einmal einen Termin beim Therapeuten Ihrer Wahl bekommen, gibt es allerdings auch Fragen, die Sie ihm besser nicht stellen sollten. Dazu gehören zum Beispiel:

- »Massieren Sie gern?«
- »Haben Sie das eigentlich gelernt?«
- »Tun Ihnen abends die Finger weh?«
- »Müssen Sie so fest drücken?« …

# 9

# BONUS-MATERIAL

# Essentials einer entzündungshemmenden Ernährung

Stellen Sie sich vor, Sie könnten Ihre Gesundheit und Leistungsfähigkeit revolutionieren und sogar chronische Schmerzen und Gelenksteifheit drastisch lindern – und das ganz ohne Medikamente. Die Wissenschaft zeigt, dass eine entzündungshemmende Ernährung eine der stärksten natürlichen Waffen gegen chronische Entzündungen ist, ohne jegliche Nebenwirkungen.

In diesem Kapitel zeige ich Ihnen die Geheimnisse einer entzündungshemmenden Ernährungsweise und warum sie eine essentielle Grundlage für langfristige Gesundheit und Vitalität ist.

Akute Entzündungen helfen uns, Infektionen abzuwehren und Wunden zu heilen – doch wenn Entzündungen chronisch werden, richten sie unbemerkt Schaden an. Studien zeigen, dass Herz-Kreislauf-Erkrankungen, Arthritis, Diabetes Typ 2 und sogar neurodegenerative Erkrankungen wie Alzheimer mit chronischen Entzündungen verbunden sind.

Schätzungen zufolge könnten bis zu 80 % der chronischen Krankheiten durch die Reduzierung chronischer Entzündungen verhindert oder zumindest gemildert werden – und hier kommt die Ernährung ins Spiel.

**Ballaststoffe, Pro- und Präbiotika sowie Omega-3-Fettsäuren sind die Grundlage entzündungshemmender Ernährung**

Eine ballaststoffreiche Ernährung fördert das Wachstum nützlicher Darmbakterien, die kurzkettige Fettsäuren wie Butyrat produzieren – eine Verbindung, die entzündungshemmend wirkt und die Darmbarriere stärkt. Eine gesunde Darmflora unterstützt nicht nur die Verdauung, sondern reguliert auch das Immunsystem und die Hormonproduktion.

Studien (Qi et al. 2023) haben eindrucksvoll gezeigt, dass eine ballaststoffreiche Ernährung das Risiko für chronische Entzündungen um bis zu 30 % senken kann. Ballaststoffreiche Quellen sind zum Beispiel:

- Vollkorn-Haferflocken, Leinsamen, Chiasamen, Äpfel und Blattgemüse

- Hülsenfrüchte wie Linsen, Kichererbsen und schwarze Bohnen
- Flohsamenschalen für eine sanfte Darmreinigung

Probiotika und Präbiotika fördern eine gesunde Darmflora, die entscheidend für die Regulation von Entzündungen ist. Sie können die Produktion entzündungshemmender Botenstoffe erhöhen und die Immunabwehr stärken.

Eine Studie (Wastyk et al. 2021) verdeutlichte, dass der regelmäßige Verzehr probiotischer Lebensmittel die Entzündungsmarker CRP (C-reaktives Protein) signifikant senken kann. Probiotische Lebensmittel für das Wachstum gesunder Bakterien: Sauerkraut, Kimchi, Tempeh, (fermentierter) Knoblauch, Zwiebeln, Spargel, Chicorée und pflanzlicher Joghurt.

Omega-3-Fettsäuren blockieren entzündungsfördernde Enzyme und unterstützen die Produktion entzündungshemmender Eicosanoide. Menschen, die regelmäßig Omega-3-Fettsäuren konsumieren, haben bei einer Meta-Analyse (Deng et al. 2023) eine um 40 % geringere Schmerzempfindlichkeit bei entzündungsbedingten Erkrankungen wie Arthritis aufgewiesen. Einfach zu integrierende Omega-3-Quellen sind:

- Leinsamen, Chiasamen, Walnüsse
- Algenöl: Die wirksamste pflanzliche Quelle für EPA und DHA – ähnlich effektiv wie Fischöl.
- Hanfsamen: Diese liefern nicht nur essentielle Omega-Fettsäuren, sondern auch ein vollständiges Aminosäureprofil.

Die Kombination wirkt doppelt entzündungshemmend: Während die Fettsäuren die Produktion entzündungshemmender Prostaglandine fördern, unterstützen die Aminosäuren die Gewebereparatur und die Immunfunktion.

### Antioxidantien und entzündungshemmende Add-Ons dienen als Schutz vor freien Radikalen

Antioxidantien wie Beeren und entzündungshemmende Gewürze neutralisieren freie Radikale und wirken so entzündungshemmend. Gekeimte Samen und Sprossen, insbesondere Brokkolisprossen, enthalten Sulforaphan, ein starkes Antioxidans, das nachweislich entzündungshemmend wirkt und die Zellgesundheit fördert. Sulforaphan unterstützt die Funktion der Mitochondrien – die „Kraftwerke" unserer Zellen – und stärkt deren Effizienz. Brokkolisprossen enthalten zudem Spermidin, das die Autophagie anregt, also den natürlichen Prozess, durch den beschädigte Zellbestandteile abgebaut und recycelt werden. Besonders wirksame Gewürze und Kräuter:

- Kurkuma: Das enthaltene Curcumin senkt nachweislich die Entzündungsaktivität.
- Ingwer: Hat ähnliche Effekte wie Schmerzmittel wie z. B. Ibuprofen (Kuptniratsaikul et al. 2014), jedoch ohne die Nebenwirkungen.
- Schwarzkümmel: Enthält Thymoquinon, das antioxidativ und entzündungshemmend wirkt.

Anwendungsbeispiel: Fügen Sie täglich eine Handvoll Brokkolisprossen zu Ihrem Frühstück oder Salat hinzu, um die antioxidative Wirkung zu maximieren und die Zellgesundheit zu fördern.

Zusatztipp zur Unterstützung der Mitochondrien-Gesundheit: Neben gekeimten Brokkolisprossen kann auch Coenzym Q10 nützlich sein. Dieses starke Antioxidans unterstützt die Mitochondrien und fördert die Energieproduktion in den Zellen.

## Hydrierung trägt zur Entgiftung und Zellgesundheit bei

Wasser spielt eine zentrale Rolle bei der Entgiftung des Körpers und der Regulation von Entzündungen. Dehydration kann Entzündungen verstärken und das Schmerzempfinden erhöhen. Trinken Sie täglich 30-35 ml stilles Wasser pro kg Körpergewicht, abhängig von Ihrer Aktivität und möglichen Vorerkrankungen. **Zusatztipp**: Ein Glas Selleriesaft auf nüchternen Magen, etwa 20-30 Minuten vor der Nahrungsaufnahme, unterstützt die Entgiftung und hilft, den Körper basisch zu halten.

Gezielte Tees sind ebenfalls eine gute Ergänzung um Ihre Gesundheit zu fördern:

- Rooibos-Tee: Reguliert den Blutzuckerspiegel, wirkt entzündungshemmend und stärkt das Immunsystem.
- Tausendgüldenkraut oder Mariendistel: Unterstützen die Leberfunktion und fördern die Entgiftung.
- Fencheltee: Fördert eine gesunde Verdauung und wirkt beruhigend auf den Magen-Darm-Trakt.
- Brennnesseltee: Spült Giftstoffe aus dem Körper und versorgt das Blut mit wichtigen Mineralien wie Eisen.
- Grüner Tee: Liefert EGCG, ein starkes Antioxidans, das oxidativen Stress reduziert und Entzündungen hemmt.

Die Forschung zeigt klar: Eine entzündungshemmende Ernährung, kombiniert mit optimaler Flüssigkeitszufuhr und dem Verzicht auf stark verarbeitete Lebensmittel, ist eine der wirkungsvollsten Strategien, um Schmerzen zu lindern, die Darmgesundheit zu fördern und den Hormonhaushalt ins Gleichgewicht zu bringen.

Stellen Sie sich vor, jeden Morgen voller Energie, mit strahlender Haut und ohne Beschwerden aufzuwachen – und das allein, weil Sie gezielt die richtigen Lebensmittel wählen. Der Weg zu einem gesünderen, schmerzfreien Leben beginnt buchstäblich auf Ihrem Teller.

Nachdem Sie nun die kraftvolle Wirkung einer entzündungshemmenden Ernährung kennengelernt haben, fragen Sie sich vielleicht: Wie lässt sich all das praktisch in den Alltag integrieren, ohne dass es überwältigend wirkt? Die Antwort ist einfacher, als Sie vielleicht denken. Es geht nicht um radikale Veränderungen oder Verzicht – oft reicht es schon, kleine, gezielte Austauschstrategien vorzunehmen. Genau darum geht es im nächsten Kapitel.

Lassen Sie uns gemeinsam entdecken, wie schon kleine, aber wirkungsvolle „Switches" einen großen Unterschied in Ihrer täglichen Ernährung machen können.

## „Switch It": Ganzheitliche Hacks für eine entzündungshemmende Ernährung

Der Schlüssel zu einer gesunden Ernährung liegt nicht immer in radikalen Änderungen, sondern oft in kleinen, aber gezielten Tauschentscheidungen. Im Folgenden habe ich Ihnen eine Liste mit persönlich erprobten Alternativen zusammengestellt, die Sie so oft wie Sie möchten austauschen können:

1. **Raffinierter Zucker**:
   Ersetzen Sie raffinierten Zucker durch Yacon-Sirup. Dieses Süßungsmittel verursacht weniger Blutzuckerspitzen und liefert zusätzlich Nährstoffe, wie präbiotische Ballaststoffe, die das Wachstum gesunder Darmbakterien fördern und die Verdauung unterstützen.

2. **Weißmehlprodukte:**
Tauschen Sie Weißbrot und Weizenpasta gegen Buchweizen, Quinoa oder Hirse. Auch Kracker und Knäckebrot lassen sich leicht durch Alternativen aus Linsen oder Buchweizen ersetzen. Diese enthalten mehr Ballaststoffe und Nährstoffe und halten Ihren Blutzuckerspiegel stabil.
3. **Öle:**
Tauschen Sie raffiniertes Sonnenblumen- oder Rapsöl gegen extra natives Olivenöl (Salate), Avocadoöl (zum Erhitzen) oder Kokosöl (für Süßes) aus um Entzündungen zu reduzieren.
4. **Essig:**
Ersetzen Sie Balsamico durch ungefilterten Apfelessig in Bio-Qualität. Dieser enthält keinen versteckten Zucker und stabilisiert den Blutzuckerspiegel, was Heißhunger reduziert und die Verdauung unterstützt. Durch die Förderung der Magensäureproduktion hilft Apfelessig bei Blähungen und Sodbrennen, indem er die Aufnahme von Nährstoffen wie Eisen und Vitamin B12 verbessert.

   Expertentipp: Trinken Sie 30 Minuten vor süßen Speisen einen Teelöffel Apfelessig mit einem Glas stillem Wasser, um Blutzuckerspitzen zu vermeiden und die Insulinsensitivität zu fördern.

5. **Milch und Michersatzprodukte:**
Ersetzen Sie Kuhmilch oder Hafermilch durch Mandel- oder Erbsenmilch um Entzündungen zu reduzieren und Blutzuckerspikes zu vermeiden. Joghurt kann durch fermentierten Mandel- oder Erbsenjoghurt ersetzt werden, um die Darmgesundheit zu fördern. Achten Sie darauf, Produkte ohne Zusatzstoffe zu wählen – oder diese selbst herzustellen.
6. **Stark verarbeitete Fleischwaren:**
Tauschen Sie Wurstwaren und verarbeitetes Fleisch so häufig wie möglich gegen Selbstgemachtes aus pflanzliche Proteinquellen aus wie beispielsweise Linsenwürstchen, Grünkernfrikadellen, Tempeh-Bacon oder Seitan-Würstchen. Diese sind protein- und ballaststoffreich.
7. **Frühstückscerealien:**
Konventionelle Müslis sind oft reich an Zucker und Zusatzstoffen. Tauschen Sie Ihr herkömmliches Müsli gegen eine selbstgemachte Mischung aus Vollkorn-Haferflocken, gekeimtem Buchweizen, Chiasamen, Hanfsamen, Leinsamen, Nüssen und frischen Beeren. Auch Overnight Oats, Chia-Pudding

oder Quinoa-Brei sind gute Alternativen, die länger satt halten. Diese Optionen liefern eine optimale Kombination aus gesunden Fetten, Ballaststoffen und Antioxidantien.

**Expertentipp:** Durch das Keimen und Einweichen von Nüssen, Samen und Getreiden werden Antinährstoffe wie Phytinsäure abgebaut, die die Aufnahme von Mineralien blockieren. Dies erhöht die Bioverfügbarkeit von Nährstoffen und unterstützt eine gesunde Verdauung.

8. **Margarine:**
   Statt Margarine, die oft Transfette und Zusatzstoffe enthält, greifen Sie zu gesünderen Alternativen wie Mandelbutter, selbstgemachte Avocadocreme oder extra nativem Olivenöl als Aufstrich. Diese Optionen liefern gesunde Fette, die entzündungshemmend wirken und gleichzeitig den Cholesterinspiegel positiv beeinflussen können.
9. **Reis:**
   Ersetzen Sie weißen Reis durch Buchweizen, Hirse oder Amaranth, um den Ballaststoffgehalt zu erhöhen und den Blutzucker stabil zu halten.
10. **Fertiggerichte:**
    Ersetzen Sie Fertiggerichte durch selbstgemachte Optionen mit frischen, saisonalen Zutaten.
11. **Knabbereien:**
    Ersetzen Sie gekaufte Chips und gesüßte Knabbereien durch rohe Nüsse und Kerne. Auch selbstgemachte Gemüsechips aus Süßkartoffeln, rote Beete oder Wirsing sind eine leckere Alternative.
12. **Frittierte Lebensmittel:**
    Tauschen Sie herkömmlich frittierte Snacks gegen Heißluft frittierte oder im Ofen gebackene Alternativen wie beispielsweise Süßkartoffel-Wedges.

**Expertentipp:** Bowls, Gemüsesuppen und selbstgemachte Pizzen aus Buchweizenteig lassen sich auch gut vorbereiten, um unter der Woche Zeit zu sparen.

13. **Kohlensäurehaltige Getränke und Softdrinks**:
    Tauschen Sie Limonade und Sprudelwasser gegen stilles Wasser, Kräutertees oder infundiertes Wasser mit Gurke, Zitrone und Minze. Diese Getränke unterstützen die Hydration und wirken basisch.

Expertentipp: Tauschen Sie Plastikflaschen gegen gefiltertes Wasser oder frisches Quellwasser, um sicherzustellen, dass Ihr Wasser möglichst rein ist.

14. **Kaffee:**
Ersetzen Sie den täglichen Kaffee durch frisch zubereiteten Bio-Matcha um Antioxidantien und entzündungshemmende Wirkstoffe zu integrieren.

15. **Teebeutel:**
Setzen Sie auf losen Bio-Tee. Dies ist eine bessere Alternative, da er in der Regel weniger Schadstoffe und eine höhere Konzentration an Antioxidantien bietet.

16. **Konventionelle Lebensmittel**:
Tauschen Sie wann immer möglich konventionelle Lebensmittel gegen Bio (Demeter) - Optionen aus, um Pestizidrückstände zu reduzieren und die Nährstoffdichte zu erhöhen.

Studien der Deutschen Gesellschaft für Ernährung (DGE) und des Max Rubner-Instituts zeigen, dass der Verzicht auf stark verarbeitete Lebensmittel und der Umstieg auf Bio-Produkte das Risiko für chronische Krankheiten deutlich senken kann.

17. **Herkömmliches Waschen**:
Anstatt Obst und Gemüse nur mit Wasser abzuspülen, können Sie eine Natronlösung verwenden, um Pestizidrückstände und Bakterien effektiver zu entfernen.

Mischen Sie 1 Esslöffel Natron mit 1 Liter Wasser und weichen Sie das Obst und Gemüse 5-10 Minuten ein, bevor Sie es anschließend gründlich abspülen.

Integrieren Sie regelmäßig kleine Änderungen Ihrer Wahl in Ihren Alltag, um bereits nach wenigen Wochen eine spürbare Verbesserung Ihres Wohlbefindens und Ihrer Energie festzustellen.

Starten Sie heute und erleben Sie, wie sich Ihr Körper und Ihre Lebensqualität positiv verändern.

# IHRE NOTIZEN

Nutzen Sie diesen Bereich, um Ihre nächsten Schritte festzuhalten und zu reflektieren, welche Anpassungen Ihnen geholfen haben.

**Tipp:** Kleine Schritte sind der Schlüssel zu nachhaltigen Veränderungen. Schreiben Sie konkrete und machbare Ziele auf.

**Welche kleinen Änderungen konnten Sie bereits in Ihren Alltag integrieren?**

**Welche Lebensmittel haben Sie neu ausprobiert und wie haben Sie sich danach gefühlt?**

**Gibt es Dinge, die Sie in Ihre wöchentliche Routine aufnehmen möchten?**

**Tipp:** Eine Einkaufsliste kann Ihnen zusätzlich helfen, Ihre entzündungshemmende Ernährung nachhaltig zu gestalten.

# Die wichtigsten Nährstoffe für entzündungsfreie Knochen und Muskeln

Wenn Sie Ihre Knochen und Muskeln in Bestform halten und gleichzeitig Ihren Zahnschmelz stärken möchten, sind gezielte Nährstoffe der Schlüssel. Dieses Kapitel zeigt Ihnen die spannendsten, wissenschaftlich fundierten Erkenntnisse zu essentiellen Nährstoffen und wie Sie diese in Ihren Alltag integrieren können – ohne komplizierte Berechnungen oder verwirrende Dosierungen. Sie erhalten einfache und umsetzbare Tipps, um Ihre Knochengesundheit zu maximieren und Schmerzen vorzubeugen. Außerdem zeige ich Ihnen, wie Sie die Mineralstoffaufnahme optimieren und worauf Sie achten sollten, um Kontraindikationen zu vermeiden.

1. **Vitamin K2 – Das Geheimnis starker Knochen und gesunder Zähne:** Vitamin K2 aktiviert das Protein Osteocalcin, das Kalzium direkt in die Knochenmatrix einlagert und gleichzeitig verhindert, dass sich Kalzium in den Arterien ablagert. Studien (DAZ 2015) zeigen, dass Menschen mit einem höheren Vitamin-K2-Spiegel eine bis zu 50% geringere Frakturrate aufweisen.

   Die allgemeine Empfehlung für Vitamin K2 liegt bei etwa 1-2 µg pro kg Körpergewicht für gesunde Personen. Bei bestehenden Knochenproblemen oder zur Unterstützung der Osteoporose-Behandlung können unter ärztlicher Aufsicht auch höhere Dosierungen sinnvoll sein.

   Vitamin K2 findet man hochkonzentriert in Natto (fermentierte Sojabohnen), wovon 1 EL bereits ausreichend ist, um den Tagesbedarf einer Person mit ca. 60 kg zu decken. Für Allergiker gibt es hochwertige pflanzliche Nahrungsergänzungsmittel als Alternative.

   **Vorsicht:** Falls Sie Blutverdünner wie Warfarin einnehmen, sollten Sie die Einnahme von Vitamin K2 unbedingt mit Ihrem Arzt absprechen, da es die Blutgerinnung beeinflussen kann.

2. **Vitamin D – Der Aktivator für starke Knochen und ein gesundes Immunsystem:**
   Vitamin D reguliert die Aufnahme von Kalzium und Phosphat aus der

Nahrung und sorgt dafür, dass diese Mineralien effektiv in die Knochen eingebaut werden. Gleichzeitig stärkt es die Muskelfunktion und wirkt entzündungshemmend. Ein optimaler Vitamin-D-Spiegel kann das Risiko von Frakturen signifikant senken, die allgemeine Gesundheit fördern und das Immunsystem stärken. Besonders wichtig ist Vitamin D für die Zellregeneration und die Hemmung chronischer Entzündungsprozesse, die oft mit Osteoporose und anderen Erkrankungen einhergehen.

Die in Laboren häufig angegebenen Referenzwerte orientieren sich meist an der Vermeidung eines Mangels und nicht an optimalen Werten für die Gesundheitsförderung. Die präventive Dosierung für Vitamin D liegt in der Regel bei ca. 40–60 I.E. pro Kilogramm Körpergewicht pro Tag, je nach aktuellen Blutwerten und individuellen Zielen. Präventiv sollten Werte von ca. 70 ng/ml angestrebt werden, bei spezifischen gesundheitlichen Zielen auch bis zu 100 ng/ml.

Da die deutsche Morgen- und Abendsonne selbst im Sommer keine ausreichende UVB-Strahlung liefert, ist eine gezielte Vitamin-D-Supplementierung oft unvermeidbar. Natürliche Optionen für die Supplementierung sind **Vitamin D3 aus Flechten (vegan) und Vitamin D3 aus Lanolin (Wollfett).**

Die Supplementierung sollte möglichst regelmäßig erfolgen, da Vitamin D zwar im Körper gespeichert wird, die Muskulatur jedoch keinen eigenen Speicher besitzt und auf die ständige Verfügbarkeit angewiesen ist.

Studien zeigen, dass eine gleichmäßige Versorgung mit Vitamin D die Muskelfunktion verbessert und dadurch die Sturzprävention unterstützt (Ceglia et al. 2009). Im Gegensatz dazu können hohe Einzeldosen paradoxerweise Risiken wie Stürze oder Hyperkalzämie erhöhen (Prieto-Alhambra et al. 2010).

**Worauf sollten Sie achten?**

- **Gleichmäßige Versorgung**: Besonders für Sportler und ältere Menschen ist eine tägliche Einnahme von Vitamin D am effektivsten und sichersten, da sie eine konstante Versorgung ermöglicht und Schwankungen im Stoffwechsel vermeidet.
- **Einnahme zusammen mit Vitamin K2**: Vitamin D3 erhöht die Kalziumaufnahme im Darm, während Vitamin K2 dafür sorgt, dass das

Kalzium effektiv in die Knochenmatrix eingebaut wird und nicht in den Arterien landet. Dies schützt vor Gefäßverkalkungen und verbessert die Knochengesundheit.

- **Regelmäßige Bluttests**: Entscheidend, um den Vitamin-D-Spiegel zu überprüfen und eine Überdosierung zu vermeiden.
- **Individuelle Anpassung**: Menschen mit bestimmten Erkrankungen (z. B. Nierenerkrankungen, Hyperkalzämie) sollten die Einnahme unbedingt mit einem Arzt absprechen.

Ein optimaler Vitamin-D-Spiegel ist ein unverzichtbares Puzzleteil für gesunde Knochen, kraftvolle Muskeln und ein starkes Immunsystem.

3. **Zink und Silizium – Das Power-Duo für stabile Knochen und festen Zahnschmelz:**

**Zink** ist der Motor für die Knochenbildung und sorgt für eine effiziente Heilung bei Mikrorissen in den Knochen. Ein Mangel an Zink kann die Regeneration verlangsamen und das Risiko für Osteoporose erhöhen.

Doch wie viel Zink ist sinnvoll? Die empfohlene Tagesdosis liegt bei circa **0,3 mg pro kg Körpergewicht** für gesunde Personen. Bei bestimmten gesundheitlichen Zuständen wie geschwächtem Immunsystem können auch höhere Dosen sinnvoll sein.

Die Kombination aus **einer Handvoll Kürbiskernen, Haferflocken und Nüssen** kann einen erheblichen Teil Ihres täglichen Zinkbedarfs abdecken.

Der Rest lässt sich durch eine abwechslungsreiche Ernährung leicht ergänzen.

**Silizium** unterstützt die Elastizität des Bindegewebes und fördert die Stabilität von Knochen und Zahnschmelz. Die empfohlene Siliziumzufuhr liegt bei etwa **0,2-0,3 mg pro kg Körpergewicht**.

Natürliche Quellen für Silizium sind beispielsweise Hirse, Buchweizen, Haferflocken, Bohnen und Nüsse. Eine ausgewogene Ernährung kann den Tagesbedarf optimal decken.

4. **Bor und Mangan – Die unterschätzten Spurenelemente für starke Knochen und gesunde Gelenke:**

**Bor** verbessert die Verwertung von Vitamin D und Magnesium, was die Kalziumaufnahme in die Knochen fördert. Studien zeigen, dass eine tägliche Aufnahme von **3 mg** Bor das Risiko von Osteoporose senken kann.

Eine **Avocado und eine Handvoll Mandeln** können den Bedarf bereits decken.

**Mangan ist** unverzichtbar für die Kollagenproduktion, die sowohl Gelenke als auch Zahnschmelz stärkt. Die empfohlene tägliche Dosis von etwa **0,03-0,05 mg pro kg Körpergewicht** lässt sich bereits durch **eine Tasse Haferflocken sowie eine Handvoll Nüsse und Kürbiskerne** abdecken.

Durch den regelmäßigen Verzehr der in diesem Kapitel genannten Lebensmittel kann der tägliche Bedarf an Kalzium und Magnesium in der Regel ebenfalls problemlos gedeckt werden. Nach der Menopause kann jedoch ein erhöhter Bedarf bestehen. Insbesondere bei Frauen, deren Knochendichte aufgrund hormoneller Veränderungen beeinträchtigt ist, kann in solchen Fällen eine zusätzliche Supplementierung sinnvoll sein, um die Knochengesundheit zu unterstützen.

5. **Hydration und Elektrolyte – Die oft unterschätzte Basis für gesunde Muskeln und Knochen:** Eine ausreichende Hydration ist für die Schmierung Ihrer Gelenke und die Regeneration der Muskulatur essentiell. Auch der Zahnschmelz profitiert von einer guten Flüssigkeitsversorgung.

   **Zusatztipp:** Fügen Sie eine Prise naturbelassenes Salz (z. B. keltisches Salz) in Ihr Wasser, um die Aufnahme von Elektrolyten wie Kalium und Natrium zu fördern.

6. **Resistente Stärke – Der Darm als Schlüssel zur Knochenstärkung:** Wussten Sie, dass mindestens 12h abgekühlte, stärkehaltige Lebensmittel wie (Süß-) Kartoffeln und (Buchweizen-) Nudeln nicht nur Ihre Energieversorgung stabilisieren, sondern auch Ihre Knochen stärken können? Resistente Stärke wirkt wie ein präbiotischer Ballaststoff, der die Darmflora nährt und die Aufnahme von Mineralien wie Kalzium und Magnesium unterstützt.

   Die abgekühlten Lebensmittel dürfen anschließend auch wieder aufgewärmt werden.

## Ihre Roadmap zur optimalen Knochengesundheit

1. Tägliche Zufuhr von Vitamin D, Vitamin K2, Zink, Silizium, Bor und Mangan zur gezielten Unter-

stützung von Knochen, Muskeln und Zahnschmelz.

2. Achten Sie auf die richtige Hydration.
3. Nutzen Sie resistente Stärke, um die Aufnahme von Kalzium und Magnesium zu optimieren.

Bereits kleine Schritte, wie das Abkühlen von stärkehaltigen Lebensmitteln, können große Veränderungen bewirken.

Mit diesen einfachen, aber hochwirksamen Tipps können Sie die Gesundheit Ihrer Knochen und Muskeln erheblich verbessern und langfristig entzündungsfrei und stark bleiben.

Doch ein vitaler Körper ist nicht nur eine Frage der inneren Stärke – auch Ihr äußeres Erscheinungsbild profitiert von einer gut gepflegten Basis.

Im nächsten Kapitel nehmen wir einige spannende Aspekte der äußerlichen Verjüngung unter die Lupe. Denn neben der richtigen Ernährung und Nährstoffversorgung gibt es innovative Methoden, wie Face Yoga, EMS-GuaSha und Cryosauna, die Ihnen helfen können, ein strahlendes, jugendliches Aussehen zu bewahren.

# Trends in der Verjüngung

Der Wunsch, jugendlich und strahlend auszusehen, ist so alt wie die Menschheit selbst. In einer Welt, die zunehmend auf natürliche und ganzheitliche Methoden setzt, gewinnen altbewährte Ansätze wie Gua Sha sowie moderne Trends wie Face Yoga, EMS-Gua Sha und Kryotherapie immer mehr an Beliebtheit. Doch welche dieser Methoden halten wirklich, was sie versprechen, und welche sind bloß Modeerscheinungen? Lassen Sie uns gemeinsam entdecken, was tatsächlich funktioniert – mit praktischen Tipps, die Ihnen weiterhelfen.

Stellen Sie sich vor, wie Sie mit einem glatten Jadestein sanft über Ihre Haut streichen, die Spannungen lösen und die Blutzirkulation anregen. Dies ist die klassische Technik des Gua Sha – ein jahrhundertealtes Heilritual der traditionellen chinesischen Medizin, das mit viel Fingerspitzengefühl und einem Werkzeug aus Jade oder Rosenquarz arbeitet. Doch jetzt gibt es eine neue Variante: EMS-Gua Sha, das mit elektrischen Impulsen zusätzlich die Muskulatur stimuliert. Klingt spannend, doch was bewirkt es tatsächlich?

Das traditionelle Gua Sha konzentriert sich auf die Hautoberfläche. Es stimuliert die Durchblutung, löst Stauungen und bringt den Lymphfluss in Schwung – wie ein feiner Besen, der sanft den Müll aus den versteckten Ecken des Gewebes kehrt. Studien zeigen, dass Gua Sha die Mikrozirkulation um bis zu 400 % steigern kann (Nielsen et al., 2007). Dabei kann es sogar entzündungshemmend wirken und chronische Schmerzen lindern (Yuen et al., 2017).

EMS-Gua Sha kombiniert die bewährte Methode mit elektrischer Muskelstimulation, die tiefer wirkt. Die sanften elektrischen Impulse aktivieren die tieferliegenden Muskeln, lassen sie kontrahieren und regen die Kollagenproduktion an. Das Resultat? Eine intensivere Stimulation, die Verspannungen nicht nur oberflächlich löst, sondern auch die Muskulatur darunter anspricht – wie eine Tiefenmassage für das Gesicht.

**Welche Methode passt zu Ihnen?**

- **Klassisches Gua Sha**:
  Perfekt für diejenigen, die eine sanfte, entspannende Behandlung zur Hautstraffung und zur Verbesserung der Lymphdrainage suchen. Ideal für die tägliche Pflege.
- **EMS-Gua Sha**:
  Für eine intensivere Behandlung, die Verspannungen lösen und die Haut straffen kann. Es bietet eine tiefere Wirkung, ist jedoch intensiver und sollte daher nur 2-3 Mal pro Woche angewendet werden.

Am Ende haben beide Methoden ihren Platz. Wenn Sie sanfte Pflege mögen, bleibt das klassische Gua Sha unschlagbar. Wenn Sie jedoch gezielt tieferliegende Muskeln ansprechen möchten, bietet EMS-Gua Sha einen faszinierenden Ansatz.

## Face Yoga: Natürliche Gesichtsstraffung inklusive Spaßfaktor.

Face Yoga wird oft als die natürliche Alternative zu Botox oder einem Facelift beschrieben. Stellen Sie sich vor, Sie könnten durch einfache Übungen Ihre Gesichtsmuskeln aktivieren und straffen – ganz ohne Skalpell, ohne Nadeln, sondern nur mit Ihren eigenen Händen und ein wenig Zeit.

Unser Gesicht hat rund 50 Muskeln, die wie die Saiten einer Gitarre mit der Zeit ihre Spannung verlieren. Face Yoga ist wie das Stimmen dieser Saiten – es hilft, die Muskeln zu stärken und die Haut zu straffen. Diese gezielten Übungen steigern auch die Durchblutung, versorgen die Haut mit frischem Sauerstoff und reduzieren Schwellungen, indem sie den Lymphfluss anregen.

Eine Studie der Northwestern University zeigte, dass Teilnehmerinnen nach 20 Wochen Face Yoga eine deutlich bessere Hautstraffheit und sichtbarere Gesichtskonturen hatten (Alam et al., 2018). Doch Vorsicht: Die richtige Auswahl und Ausführung der Übungen ist entscheidend, um unerwünschte Nebenwirkungen wie Verspannungen oder sogar eine Verstärkung von Falten zu vermeiden.

# FACE YOGA RICHTIG MACHEN: 1-MINUTE-ÜBUNGEN FÜR EINSTEIGER

## DIE STIRNGLÄTTER-ÜBUNG

Diese Übung hilft, die Stirnmuskulatur zu entspannen und Falten zu reduzieren. Anleitung:

**Anspannen (Ziehen und Heben):** Legen Sie Ihre Finger leicht auf die Stirn und ziehen Sie die Haut sanft nach außen. Heben Sie gleichzeitig die Augenbrauen an. Halten Sie diese Position für 3 Sekunden. Diese Zeit ist ausreichend, um die Muskulatur zu aktivieren, ohne sie zu überlasten.

**Entspannen:** Lassen Sie danach die Spannung wieder los und entspannen Sie die Stirn für 3 Sekunden, bevor Sie die Übung erneut beginnen.

## DIE WANGENHEBER-ÜBUNG

Strafft die Wangenpartie und sorgt für ein jugendlicheres Aussehen. Anleitung:

**Anheben der Wangen:** Lächeln Sie so breit wie möglich, ohne dabei die Augenpartie zu verkrampfen. Legen Sie die Finger auf die Wangen und heben Sie diese sanft an. Halten Sie die Spannung für 5 Sekunden. Diese Dauer ist ideal, um die Muskulatur zu aktivieren und den Straffungseffekt zu unterstützen.

**Entspannen:** Lassen Sie die Wangenmuskulatur danach langsam los und entspannen Sie das Gesicht für 5 Sekunden, bevor Sie die Übung erneut beginnen.

## DER KUSS- UND LÄCHEL-WECHSEL

Diese Übung hilft, die Lippen zu formen und die Mundwinkel zu straffen. Anleitung:

**Kussmund formen:** Formen Sie Ihre Lippen zu einem Kussmund und halten Sie diese Position für 5 Sekunden. Diese Haltung aktiviert die Lippenmuskulatur und fördert die Straffung der Mundpartie.

**Wechsel zum Lächeln:** Wechseln Sie danach zu einem breiten Lächeln, das die Mundwinkel anhebt, und halten Sie diese Position ebenfalls für 5 Sekunden. Achten Sie darauf, die Augenpartie entspannt zu lassen, um ein natürliches Lächeln zu erzielen.

Während Methoden wie Face Yoga und Gua Sha gezielt die Durchblutung und Muskulatur stimulieren, geht es bei der Kryotherapie darum, die Regeneration auf zellulärer Ebene zu fördern.

Doch wie genau funktioniert Kryotherapie? Und was kann sie wirklich bewirken? Lassen Sie uns in die Welt der Kälte eintauchen und entdecken, wie dieser Trend Ihnen helfen kann, Ihre Haut zu revitalisieren.

## Kryotherapie ist der kalte Kick zur Verjüngung

Stellen Sie sich vor, Sie betreten eine Kammer, in der es so kalt ist, dass Ihr Atem zu kleinen Wolken gefriert – doch statt Frostbeulen bringt diese extreme Kälte Ihrem Körper erstaunliche Vorteile. Kryotherapie nutzt Temperaturen von -110°C bis -160°C, um den Körper in einen Regenerationsmodus zu versetzen.

Die Kälte führt dazu, dass sich Ihre Blutgefäße verengen – der Körper geht in den „Schutzmodus". Sobald die Kälteanwendung beendet ist, weiten sich die Gefäße wieder, frisches Blut durchströmt Ihre Gewebe und bringt Sauerstoff und Nährstoffe mit sich. Die Freisetzung von Endorphinen sorgt zusätzlich für gute Laune und ein gestärktes Immunsystem. Worin liegen die **Wirkung und Vorteile der Kryotherapie?**

1. **Schmerzreduktion und Entzündungshemmung:** Die extreme Kälte reduziert gezielt Entzündungen und hilft bei der Heilung von Mikroverletzungen in Muskeln und Gewebe – vergleichbar mit einem Eisbad, jedoch effektiver und intensiver. Dies fördert die Regeneration nach intensiven körperlichen Aktivitäten und lindert Muskelkater.
2. **Anti-Aging und Hautstraffung:** Durch die Kälte wird die Hautoberfläche intensiv durchblutet, was die Produktion von Kollagen anregt. Kollagen ist essentiell für eine straffe, glatte Haut. Studien haben gezeigt, dass regelmäßige Kryotherapie-Sitzungen die Hautelastizität verbessern und Falten reduzieren können. Der Kältereiz fördert die Zellerneuerung, wodurch die Haut frischer und strahlender aussieht.
3. **Stärkung des Immunsystems:** Die extremen Temperaturen stimulieren die Produktion von weißen Blutkörperchen, was das Immunsystem stärkt. Besonders in der Erkältungssaison kann dies helfen, die Abwehrkräfte zu erhöhen.

4. **Mentaler Boost und Stressreduktion:** Während der Kryotherapie werden Endorphine freigesetzt, die stimmungsaufhellend wirken und das allgemeine Wohlbefinden steigern. Viele Anwender berichten von einem energetischen „Kältekick“, der die Stimmung hebt und zu einer besseren Stressbewältigung beiträgt.
5. **Zeitersparnis**: Für Einsteiger reichen bereits 2 Minuten.

Die Welt der Verjüngungstrends ist spannend und vielfältig – von Gua Sha über Face Yoga bis hin zur Kryotherapie gibt es viele Möglichkeiten, Ihre Haut und Ihr Wohlbefinden zu unterstützen. Doch keine dieser Methoden ist ein Wundermittel. Es geht darum, herauszufinden, was am besten zu Ihnen passt und diese Methoden als Teil einer ganzheitlichen Routine zu integrieren.

Doch oft braucht es nicht einmal spezielle Geräte oder Hilfsmittel, um spürbare Effekte zu erzielen. Mit einfachen Handgriffen und Techniken können Sie Ihre Organfunktion gezielt unterstützen. Im nächsten Kapitel erfahren Sie, wie Sie diese Techniken gezielt einsetzen können, um Ihr Wohlbefinden nachhaltig zu verbessern.

# Daily Longevity: 5 Minuten Glow-Up-Hacks für den Alltag

Stellen Sie sich vor, Sie könnten Ihr Wohlbefinden steigern, Ihre Haut zum Strahlen bringen und Ihr Energielevel erhöhen – und das alles in nur wenigen Minuten täglich, ganz ohne teure Produkte oder invasive Methoden. Mit einfachen Techniken können Sie Ihre Organe und Systeme unterstützen, um Ihre Gesundheit, Ihre Ausstrahlung und Ihre Vitalität nachhaltig zu optimieren.

Die folgenden Übungen konzentrieren sich auf Lymphstimulation, Vagusnerv-Aktivierung, Selbst-Organmobilisierung und Ohr-Akupressur – entspannende Techniken, um sich jeden Tag ein Stückchen jünger zu fühlen.

## VAGUSNERV-STIMULATION FÜR ENTSPANNUNG, HORMONBALANCE UND REGENERATION

**Empfohlene Dauer**: 2-3 Minuten täglich

**Beste Tageszeit**: Morgens direkt nach dem Aufstehen oder abends vor dem Schlafengehen.

1. **Diaphragmatische Atmung**: Atmen Sie tief ein, sodass sich der Bauch nach außen wölbt. Atmen Sie langsam aus. Wiederholen Sie dies **2 Minuten**. Stellen Sie sich vor, wie sich Ihr Körper mit jedem Atemzug entspannt und wie die Ruhe in jede Zelle Ihres Körpers strömt.
2. **Summen**: Summen Sie leise „mmmm" für **2 Minuten**. Spüren Sie die Vibration in Ihrem Brustkorb und wie die Entspannung langsam durch

Ihren Körper fließt. Optimal morgens zur Beruhigung und abends zur Entspannung.

3. **Kalte Gesichtsdusche**: Bespritzen Sie morgens Ihr Gesicht für **30 Sekunden** mit kaltem Wasser. Das kalte Wasser belebt Sie sofort und aktiviert den Vagusnerv, sodass Sie sich wach und energiegeladen fühlen.

## GANZHEITLICHE LYMPHDRAINAGE FÜR STRAFFERE HAUT UND ENTLASTUNG BEI WASSEREINLAGERUNGEN

**A) Lymphdrainage für Gesicht und Hals**

**Empfohlene Dauer: 5 Minuten täglich**

**Beste Tageszeit:** Morgens zur Reduktion von Schwellungen oder abends zur Entspannung.

1. **Schlüsselbein-Lymphknoten aktivieren**: Massieren Sie sanft die Grube über den Schlüsselbeinen für **30 Sekunden**. Stellen Sie sich vor, wie Sie mit jeder Berührung stagnierende Energie lösen.
2. **Kieferknoten und Schläfen**: Massieren Sie entlang der Kieferlinie und Schläfen, um die Spannungen des Tages loszulassen.
3. **Halsabfluss**: Streichen Sie sanft vom Ohr zu den Schlüsselbeinen – fühlen Sie, wie Ihr Gesicht „aufatmet" und sich entspannt.

**B) Lymphdrainage der Beine und Nierenpumpe (osteopathische Technik)**

**Empfohlene Dauer**: 5 Minuten, 2-3 Mal pro Woche

**Beste Tageszeit:** Abends nach einem anstrengenden Tag.

1. **Leisten-Lymphknoten aktivieren**: Massieren Sie die Leisten sanft in kreisenden Bewegungen.
2. **Nierenpumpe aktivieren**:

   Legen Sie sich auf den Rücken und beugen Sie ein Bein an.

   Üben Sie mit drei Fingern leichten Druck etwa drei Fingerbreit seitlich und zwei Fingerbreit unterhalb vom Bauchnabel aus. Es sollte ein Druckgefühl wahrnehmbar sein - gerade so intensiv, dass es keinerlei Schmerzen verursacht

   Heben Sie das angewinkelte Bein, während Sie tief einatmen, und erhöhen Sie dabei sanft den Druck unter den Fingern.

   Beim Ausatmen strecken Sie das Bein wieder, während Sie den Druck weiterhin so weit erhöhen, wie es für Sie angenehm ist.

Diese Technik reduziert Wassereinlagerungen und unterstützt bei der Entgiftung – ideal zur Entspannung nach einem langen Tag.

## DARM-SELBSTMASSAGE ZUR UNTERSTÜTZUNG VON VERDAUUNG UND IMMUNSYSTEM

**Empfohlene Dauer**: 2 Minuten täglich

**Beste Tageszeit:** Morgens zur Anregung der Verdauung oder abends zur Entspannung.

Führen Sie sanfte, kreisende Bewegungen im Uhrzeigersinn um den Bauchnabel aus. Stellen Sie sich vor, wie Ihre Hände den Darm beruhigen und wie jede Bewegung die Verdauung unterstützt. Diese Technik verbessert die Darmbewegung und fördert die Entgiftung.

## OHR-AKKUPRESSUR ZUR VERBESSERUNG DER NERVENAKTIVITÄT UND DURCHBLUTUNG

**Empfohlene Dauer:** 2 Minuten täglich

**Beste Tageszeit:** Morgens für einen Energieschub oder abends zur Entspannung der Kiefermuskulatur.

1. Sanfte, kreisende Bewegungen am Ohrläppchen fördern die Durchblutung und wirken beruhigend.
2. Massieren Sie die Ohrmuschel mit leichtem Druck, um Nervenenden zu stimulieren und die Kiefermuskulatur zu entspannen.
3. Drücken Sie sanft auf den oberen Ohrknorpel, um Verspannungen zu lösen und die Gesichtsdurchblutung zu fördern.

Mit den gezielten Techniken aus diesem Kapitel können Sie Ihre Gesundheit und Vitalität fördern – ganz ohne großen Aufwand.

Auf der nächsten Seite erwartet Sie eine praktische Checkliste, die Ihnen hilft, die Routinen Ihrer Wahl einfach und effektiv in Ihren Alltag zu integrieren. So gelingt es Ihnen, das Gelernte nachhaltig umzusetzen.

# Verjüngungs-Checkliste für tägliche Vitalität & Gesundheit

## Morgendliche Aktivierung

- **1 Glas lauwarmes Wasser:** Trinken Sie direkt nach dem Aufwachen ein Glas lauwarmes Wasser, um Ihren Stoffwechsel anzuregen und Ihren Körper sanft zu wecken.
- **3-Minuten-Muskelgedächtnisübungen:** Beginnen Sie den Tag mit kurzen Übungen, um Haltungsdysbalancen auszugleichen und Verspannungen zu lösen. Die Übungen können auch auf 3 x 1 Minute über den Tag verteilt werden, zum Beispiel nach längeren Sitz- oder Stehzeiten.
- **Kalte Dusche:** Lassen Sie sich mindestens 30 Sekunden lang von einem kalten Wasserschwall beleben – das aktiviert den Vagusnerv und gibt Ihnen Energie für den Tag.
- **Ohrenmassage unter der Dusche:** Massieren Sie Ihre Ohren sanft, um die Durchblutung anzuregen und frische Energie zu tanken – ein einfacher Trick mit großer Wirkung.

## Ernährung & Hydration

- **Antioxidantienreiche Ernährung:** Integrieren Sie täglich entzündungshemmende Lebensmittel wie Beeren, grünes Blattgemüse, Samen und Nüsse in Ihre Mahlzeiten, um Ihrem Körper frische Vitalität zu verleihen.
- **„Switch-Methode“:** Tauschen Sie verarbeitete und zuckerreiche Lebensmittel gegen gesündere Alter-

nativen aus. Kleine Veränderungen können große Unterschiede machen.

- **Hydration:** Trinken Sie ausreichend stilles Wasser – etwa 30-35 ml pro kg Körpergewicht.
- **Fasten:** Fasten Sie je nach Ziel und körperlicher Verfassung – es kann die Zellregeneration unterstützen und Entzündungen reduzieren.

**Körperliche Bewegung & Mobilität**

- **Longevity-Walk (30 Minuten):** Ein Spaziergang nach dem Mittagessen oder am frühen Abend fördert die Verdauung, stabilisiert den Blutzuckerspiegel und klärt die Gedanken.
- **Krafttraining (20 Minuten, 2-3x pro Woche):** Stärken Sie Ihre Muskulatur, um Ihre Knochen zu schützen und sich fit zu fühlen.
- **Aktivierung des Beckenbodens (nach jedem Toilettengang, wenige Sekunden):** Atmen Sie tief ein und ziehen Sie beim Ausatmen den Beckenboden sanft nach oben, als würden Sie „innerlich Blumen pflücken“. Diese Übung stärkt die Muskulatur, unterstützt die Blasenkontrolle und verbessert Ihre Körperhaltung.

**Stressabbau & Emotionale Balance**

- **Tiefes Atmen (1 Minute):** Nehmen Sie sich täglich eine Minute für tiefe Atemzüge – dies aktiviert den Parasympathikus und reduziert Stress.
- **Emotionale Balance-Techniken:** Nutzen Sie Techniken wie Schattenboxen, Barfußlaufen oder Schulterkreisen, um Wut, Angst oder Anspannung gezielt zu lösen und wieder ins Gleichgewicht zu kommen.

- **Meditation:** Diese gezielte Auszeit kann Ihnen dabei helfen, Ihr Nervensystem zu beruhigen und Ihre Resilienz gegenüber Schmerzen zu stärken.

### Mentale Vitalität

- **Geistige Stimulation:** Lernen Sie regelmäßig Neues – schon 15 Minuten täglicher Wissenserweiterung reichen aus, um Ihren Geist vital zu halten.
- **Positive soziale Kontakte pflegen:** Verbringen Sie bewusst Zeit mit Menschen, die Ihnen guttun und Sie inspirieren.
- **Lächeln und Lachen:** Starten Sie Ihren Tag mit einem Lächeln im Spiegel – es hebt die Stimmung und setzt Endorphine frei.

### Abendliche Entspannung & Schlaf

- **Elektronik-Pause:** Mindestens eine Stunde vor dem Schlafengehen sollten Sie auf Bildschirme verzichten, um die Melatoninproduktion zu unterstützen und besser schlafen zu können
- **Dankbarkeitspraxis:** Schreiben Sie drei Dinge auf, für die Sie heute dankbar sind. Das fördert positive Emotionen und eine friedvolle Abendstimmung.
- **Regelmäßige Schlafenszeit:** Versuchen Sie, möglichst immer zur gleichen Zeit zu Bett zu gehen und genügend Tief- und REM-Schlaf zu erhalten. In dieser Zeit finden die wichtigsten Erholungs- und Reparaturprozesse im Körper statt.

### Haut- & Gesichtspflege (morgens & abends)

- Verwenden Sie hochwertige Bio-Öle für sanfte Gesichtsmassagen
- Nutzen Sie Gua Sha-Techniken, um den Lymph-

fluss anzuregen und die Haut zu straffen – ein kleines Ritual für mehr Strahlkraft.

- **Trockenbürsten (morgens):** Bürsten Sie Ihre Haut sanft von den Füßen zum Herzen, um die Durchblutung und den Lymphfluss zu fördern – ideal für einen energetischen Start in den Tag

### Tipps zur Umsetzung

**Routine aufbauen:** Fangen Sie klein an – beginnen Sie mit wenigen Gewohnheiten und erweitern Sie Ihre Routine jede Woche um eine weitere.

**Individuell anpassen:** Diese Checkliste soll Ihnen helfen, Ihre Vitalität zu steigern. Passen Sie die Gewohnheiten an Ihre Lebensumstände an, damit sie gut umsetzbar sind.

**Erinnerungen setzen:** Erinnern Sie sich selbst durch Wecker oder Notizen, regelmäßig Wasser zu trinken, sich zu bewegen oder eine kurze Pause einzulegen.

**Flexibel bleiben:** Es geht darum, dass Sie sich wohlfühlen. Wenn etwas nicht passt, lassen Sie es weg oder ersetzen Sie es durch eine für Sie passende Alternative.

# IHRE GEDANKEN UND PLÄNE

Nutzen Sie diese Seite, um Ihre individuellen Routinen und Fortschritte festzuhalten. Gestalten Sie Ihre persönliche Strategie für nachhaltige Vitalität und Gesundheit!

**Tipp:** Ein kleines Kästchen zum Abhaken neben Ihren Gewohnheiten oder Zielen motiviert und zeigt Ihre Fortschritte!

**Welche kleinen Schritte möchten Sie direkt umsetzen?**

**Was hat sich besonders positiv auf Ihr Wohlbefinden ausgewirkt?**

**Welche Gewohnheiten möchten Sie weiter festigen oder ausbauen?**

Lassen Sie Ihrer Kreativität freien Lauf: Ob Checkliste, Wochenplan oder Reflexionen – gestalten Sie Ihre ganz persönliche Strategie für Verjüngung & Gesundheit!

# Fazit

Sie wissen nun, dass Schmerzen und Entzündungen ein Warnsignal des Körpers sind, das Sie nicht ignorieren sollten. Ein Symptom, welches Sie darauf hinweist, dass Sie etwas verändern müssen.

Der erste Schritt ist dann, die Ursachen herauszufinden. Da alles in unserem Körper miteinander verbunden ist und sich gegenseitig bedingt, kann auch die Ursache von Schmerzen in ganz anderen Bereichen liegen, als es vielleicht den Anschein hat. So können Fehlhaltungen und asymmetrische Belastungen Schmerzen auslösen, aber auch eine falsche Atmung und Narben bereiten oft selbst Jahre später noch Probleme.

Gleich, ob Sie gegen die Ursachen von Schmerzen ankämpfen oder danach streben, Ihren Körper noch vor der Entstehung von Symptomen gesund zu erhalten – die beste Methode für ein nachhaltig gesundes und schmerzfreies Leben besteht aus den folgenden Grundelementen:

- Konzentrieren Sie sich vor allem darauf, gesund zu sein und sich gut zu fühlen. Verinnerlichen Sie das Schmerzfrei-Mindset.
- Setzen Sie auf eine gesunde Ernährung, die Ihren Körper mit wichtigen Nährstoffen versorgt und hilft, Entzündungen zu reduzieren.
- Mit der Muskelmeditation ziehen Sie den maximalen Nutzen aus Ihrer Trainingszeit. Denken Sie daran, dass diese 3 Minuten am Tag Ihre persönliche Körperhygiene sind und zur täglichen Routine gehören sollten.
- Die Folge davon: Gelinderter Schmerz sowie mehr Leichtigkeit und Freude an Bewegung führen zu mehr Lebensqualität. Das Geheimnis eines gesunden Körpers liegt in der Art von Bewegung, die in der Lage ist, Ihre Lebensenergie aufzufüllen.

Diese Schritte, einmal umgesetzt, wirken wie ein Kreislauf, denn sie führen zu einem gesunden Mindset sowie zu einer leichteren Integration in den Alltag, und dies verschafft Ihnen auch automatisch mehr Energie, Produktivität und Lebensqualität.

Es mag Ihnen vielleicht unnötig erscheinen, professionellen Rat einzuholen, wenn doch so viele unterschiedliche Übungen kostenlos und schnell im Internet verfügbar sind. Videoplattformen und Ratgeber quellen praktisch über vor „Do-it-yourself"-Gesundheitstipps.

Diese beachten aber meist nicht, dass jeder Körper individuell ist, Schmerzen unterschiedliche Ursachen haben und eine Übung nicht für alle geeignet sein kann. Es ist daher stets sinnvoll, bei Schmerzen die konkrete Ursache zu ermitteln und mithilfe des effektiven Muskelgedächtnistrainings daran zu arbeiten.

Lernen Sie, auf Ihren Körper zu hören. Schmerzen sind die Warnlampen, die der Körper anknipst. Mit dem richtigen Körpergefühl, Verständnis und Wissen über die Vorgänge und das Zusammenspiel verschiedener Strukturen werden Sie jedoch schon im Vorfeld auf eventuelle Probleme aufmerksam und wissen, was Ihnen und Ihrem Körper guttut und was nicht.

Ich hoffe, dass ich Ihnen mit diesem Buch ein wenig dieses Bewusstseins näherbringen konnte.

Von hier aus beginnt Ihr persönlicher Weg hin zu einem gesunden und schmerzfreien Leben.

# Dank

Ich bin dankbar, dass Sie mein Buch gelesen und mir Ihr Vertrauen geschenkt haben. Es bedeutet mir viel, Sie auf Ihrem Weg zu mehr Gesundheit und Wohlbefinden begleiten zu dürfen.

Mein tiefster Dank gilt meiner Frau Jessica, die nicht nur meine Partnerin, sondern auch eine unverzichtbare Unterstützerin bei all meinen Projekten ist. Mit ihrer Expertise in Ernährungswissenschaften hat sie auch in diesem Buch wertvolle Inhalte beigesteuert. Ihre bedingungslose Unterstützung gibt mir die Kraft, neue Wege zu gehen und meine Visionen zu verwirklichen.

Von Herzen danke ich meiner Tochter Anastasia, deren strahlendes Gesicht, als sie damals mein erstes Buch in den Händen hielt, ich nie vergessen werde. Ihre Begeisterung und Freude beim Ausprobieren meiner Übungen – bereits im Alter von vier Jahren – inspirieren mich täglich. Sie zeigt mir, dass Gesundheit tatsächlich „kinderleicht" sein kann.

Ein besonderer Dank geht an meine Eltern, die mir stets ein Vorbild darin waren, Großes zu erreichen. Sie haben viel in meine Bildung investiert und mir unermüdlich den Rücken gestärkt, damit ich meinen eigenen Weg gehen konnte.

Dankbar bin ich auch meinen großartigen Patienten, die mich immer wieder inspirieren und von denen ich so viel lernen durfte.

Ein weiterer Dank gilt all den Therapeuten, Trainern und Ärzten, die deutschlandweit meine Methoden mit Hingabe anwenden, um Menschen zu einem schmerzfreien und gesünderen Leben zu verhelfen.

Mein herzlichster Dank geht an mein fantastisches Team. Ohne euch wäre diese Vision nicht möglich gewesen. Euer Einsatz, eure Leidenschaft und euer unerschütterlicher Glaube an das, was wir gemeinsam schaffen, sind das Fundament dieses Erfolgs.

Abschließend möchte ich allen Partnern und Unterstützern danken, die an meine Vision einer besseren Gesundheit für alle Menschen glauben und meine Projekte mit Herzblut vorantreiben. Gemeinsam schaffen wir Großes.

# Verzeichnis der Übungen

## Die 3-Minuten-Muskelgedächtnis-Routine



## Akut-Übungen

## Bonus-Material

*Face Yoga richtig machen: 1-Minute Übungen für Einsteiger*



*Daily Longevity 5 Minuten Glow-Up-Hacks für den Alltag*

# Literatur- und Quellenverzeichnis


aerzteblatt.de (2015): »Paracetamol bei Rückenschmerzen nicht und bei Arthrose kaum wirksam«, https://www.aerzteblatt.de/nachrichten/62374/Paracetamol-bei-Rueckenschmerzen-nicht-und-bei-Arthrosen-kaum-wirksam (Zugriff am 27.9.2021).

ÄrzteZeitung (2017): »Auch offen verabreichte Placebos helfen«, https://www.aerztezeitung.de/Nachrichten/Auch-offen-verabreichte-Placebos-helfen-301343.html (Zugriff am 6.9.2021).

Basson, A., Olivier, B., Ellis, R., Coppieters, M., et al. (2017): »The Effectiveness of Neural Mobilization for Neuromusculoskeletal Conditions: A Systematic Review and Meta-analysis«, *Journal of Orthopaedic & Sports Physical Therapy*, 47(9) d/b/a Movement Science Media, Alexandria, USA.

Beardsley, C., und Škarabot, J. (2015): »Effects of self-myofascial release: A systematic review«, *Journal of Bodywork and Movement Therapies*, 19(4), Elsevier, London.

Ceglia, L. et al. (2013): »A Randomized Study on the Effect of Vitamin D3 Supplementation on Skeletal Muscle Morphology and Vitamin D Receptor Concentration in Older Women«, https://academic.oup.com/jcem/article-abstract/98/12/E1927/2833389 (Zugriff am 11.12.2024)

Bove, G.M., Delany, S.P., Hobson, L., Cruz, G.E., et al. (2019): »Manual therapy prevents onset of nociceptor activity, sensorimotor dysfunction, and neural fibrosis induced by a volitional repetitive task«, *Pain*, 160(3), International Association for the Study of Pain, Washington, D.C.

Bundesärztekammer (2011): *Placebo in der Medizin*, Deutscher Ärzte-Verlag, Köln.

Butcher, K., Van den Berg, A., und Dodds, T. (2013): »Why crawl?«, https://www.canr.msu.edu/news/why_crawl (Zugriff am 29.9.2021).

Butler, D.S., und Jones, M.A. (2004): *Mobilisation of the Nervous System*, Churchill Livingstone, Elsevier, London.

Cheatham, S.W., Kolber, M.J., Cain, M., und Lee, M. (2015): »The effects of self-myofascial release using a foam roll or roller massager on joint range of motion, muscle recovery, and performance: a systematic review«, *International Journal of Sports Physical Therapy*, 10(6), North American Sports Medicine Institute, Aloha.

Chia, Y.-Y., Lo, Y., Chen, Y.-B., Liu, C.-P., et al. (2016): »Risk of Chronic Low Back Pain Among Parturients Who Undergo

Cesarean Delivery With Neuraxial Anesthesia: A Nationwide Population-Based Retrospective Cohort Study«, *Medicine* (Baltimore), 95(16), Hagerstown.

Chou, R., Deyo, R., Friedly, J., Skelly, A., et al. (2017): »Systemic Pharmacologic Therapies for Low Back Pain: A Systematic Review for an American College of Physicians Clinical Practice Guideline«, *Annals of Internal Medicine,* 166(7), American College of Physicians, Philadelphia.

Der Standard (2018): »Studie: Rückenschmerzen werden oft falsch behandelt«, https://www.derstandard.de/story/2000076540305/studierueckenschmerzen-werden-oft-falsch-behandelt (Zugriff am 26.9.2021).

Deutsche Rheuma-Liga Bundesverband e.V. (o.D.): »Arthrose«, https://www.rheuma-liga.de/rheuma/krankheitsbilder/arthrose (Zugriff am 8.2.2022).

Deutsche Rheuma-Liga Bundesverband e.V. (o. D.): »Psoriasis-Arthritis«, https://www.rheuma-liga.de/rheuma/krankheitsbilder/psoriasis-arthritis (Zugriff am 08.02.2022).

Deutscher Verband für Physiotherapie (ZVK) e.V. (2021): »PNF-Therapie«, https://www.physio-deutschland.de/patienten-interessierte/wichtige-therapien-auf-einen-blick/pnf-therapie.html (Zugriff am 6.9.2021).

Doidge, N. (2007): *The Brain That Changes Itself: Stories of Personal Triumph from the Frontiers of Brain Science,* Penguin Books, London u.a.

Hartvigsen, J., Hancock, M.J., Kongsted, A., Louw, Q., et al. (2018): »What low back pain is and why we need to pay attention«, *The Lancet,* 391(10137), Elsevier, London.

Haynes, M.J., Vincent, K., Fischhoff, C., Bremner, A.P., Lanlo, O., Hankey, G.J. (2012): »Assessing the risk of stroke from neck manipulation: a systematic review«, *International Journal of Clinical Practice,* 66(10), 940–947, doi:10.1111/j.1742-1241.2012.03004.x., https://www.ncbi.nlm.nih.gov/pmc/articles/PMC3506737/ (Zugriff am 4.5.2017).

Herzog, R., Elgort, D.R., Flanders, A.E., und Moley, P.J. (2016): »Variability in diagnostic error rates of 10 MRI centers performing lumbar spine MRI examinations on the same patient within a 3-week period«, https://www.sciencedirect.com/science/article/pii/S1529943016310932 (Zugriff am 3.7.2022).

Hüther, G. (2012): »Selbstheilungskräfte aktivieren«, *Deutsches Ärzteblatt,* 109/9, Deutscher Ärzte-Verlag, Köln.

IQWiG (Institut für Qualität und Wirtschaftlichkeit im Gesundheitswesen) (2018a): »Fehlstellungen der Füße«, https://www.gesundheitsinformation.de/fehlstellungen-der-fuesse.html (Zugriff am 26.9.2021).

IQWiG (Institut für Qualität und Wirtschaftlichkeit im Gesundheitswesen)

(2018): »Hallux valgus (Ballenzeh)«, https://www.gesundheitsinformation.de/hallux-valgus-ballenzeh.html (Zugriff am 26.9.2021).

Krapf, P. (2021): »Sterben Arthrose-Patienten früher?«, https://www.der-niedergelassene-arzt.de/medizin/kategorie/bewegung-in-der-medizin/sterben-arthrose-patienten-frueher (Zugriff am 29.9.2021).

Kubalek-Schröder, S., und Dehler, F. (2013): *Funktionsabhängige Beschwerdebilder des Bewegungssystems. Brügger-Therapie – Reflektorische Schmerztherapie,* 2. Auflage, Springer-Verlag, Berlin, Heidelberg.

Lally, P., Van Jaarsveld, C.H.M., Potts, H.W.W., und Wardle, J. (2009): »How are habits formed: Modelling habit formation in the real world«, *European Journal of Social Psychology,* John Wiley & Sons, Hoboken.

Machado, G.C., Maher, C.G., Ferreira, P.H., Pinheiro, M.B., Lin, C.-W.C., et al. (2015): »Efficacy and safety of paracetamol for spinal pain and osteoarthritis: systematic review and meta-analysis of randomised placebo controlled trials«, *The BMJ,* 2015; 350, BMJ, London.

Machado, G.C., Maher, C.G., Ferreira, P.H., Day, R.O., et al. (2017): »Non-steroidal anti-inflammatory drugs for spinal pain: a systematic review and meta-analysis«, *Annals of the Rheumatic Diseases,* 76, BMJ, London.

Marquardt, M. (2012): *Laufen und Laufanalyse. Medizinische Betreuung von Läufern,* Georg Thieme Verlag, Stuttgart.

Matsuda, M., Huh, Y., und Ji, R.-R. (2019): »Roles of inflammation, neurogenic inflammation, and neuroinflammation in pain«, *Journal of Anesthesia,* 33(1), Springer Nature, Basingstoke.

MSD Manuals (2019): »Akute infektiöse Arthritis«, https://www.msdmanuals.com/de-de/profi/erkrankungen-des-rheumatischen-formenkreises-und-des-bewegungsapparats/infektionen-der-gelenke-und-knochen/akute-infekti%C3%B6se-arthritis (Zugriff am 8.2.2022).

MSD Manuals (2019): »Chronisch-infektiöse Arthritis«, https://www.msdmanuals.com/de-de/profi/erkrankungen-des-rheumatischen-formenkreises-und-des-bewegungsapparats/infektionen-der-gelenke-und-knochen/chronisch-infekti%C3%B6se-arthritis (Zugriff am 8.2.2022).

Peters, B. (2017): *Narbentherapie. Praxisbuch für Ergotherapeuten und Physiotherapeuten,* Springer-Verlag, Berlin, Heidelberg.

Prieto-Alhambra, D., Judge, A., Pazuanas, M. (2010): »High-Dose Oral Vitamin D Supplementation and Risk of Falls in Older Women«, https://jamanetwork.com/journals/jama/article-abstract/186453 (Zugriff am 11.12.2024)

Pohltherapie (o. D.): »Formen der Fehlatmung«, https://pohltherapie.de/behandelbare-beschwerden/brustkorb/

formen-der-fehlatmung.html (Zugriff am 8.9.2021).

Ramm-Fischer, A. (2019): »Arthrose-Patienten sterben früher«, https://www.gelbe-liste.de/nachrichten/arthrose-patienten-sterben-frueher (Zugriff am 6.9.2021).

Rheumaliga Schweiz (o. D.): »Morbus Bechterew«, https://www.rheumaliga.ch/rheuma-von-a-z/morbus-bechterew (Zugriff am 8.2.2022).

Robert Koch-Institut (RKI) (2020): »Arthritis«, www.rki.de/DE/Content/GesundAZ/A/Arthritis/Arthritis_inhalt.html (Zugriff am 8.2.2022).

Schiebler, T.H., und Schmidt, W. (1987): *Lehrbuch der gesamten Anatomie des Menschen,* vierte, erweiterte und völlig überarbeitete Auflage, Band I, Springer-Verlag, Berlin, Heidelberg.

Schmoe, J. (2021): »Crawling is important for childhood brain development«, https://thefnc.com/research/crawling-is-important-for-childhood-brain-development/ (Zugriff am 29.9.2021).

Spine Institute of North America (2019): »All About Tech Neck«, https://spineina.com/blog/all-about-tech-neck/ (Zugriff am 8.9.2021).

Statista (2021): »Rangliste der häufigsten Volksleiden und Syndrome in Deutschland«, https://de.statista.com/statistik/daten/studie/37519/umfrage/die-haeufigsten-volksleiden-und-syndrome-in-deutschland/ (Zugriff am 26.9.2021).

Tertilt, M. (2020): »EMS-Training: Wie effektiv ist es wirklich?«, https://www.quarks.de/gesundheit/ems-training-wie-effektiv-ist-es-wirklich/ (Zugriff am 6.9.2021).

Thomas, L.C. (2016): »Cervical arterial dissection: An overview and implications for manipulative therapy practice«, *Manual Therapy,* 21, 2–9, doi: 10.1016/j.math.2015.07.008.

Thompson, D. (2018): »Chiropractic Manipulation of Neck: Stroke Risk? American Heart Association releases statement saying risk may be increased if artery wall is torn«, https://www.webmd.com/stroke/news/20140807/could-chiropractic-manipulation-of-your-neck-trigger-a-stroke (Zugriff am 18.12.2021).

Turkiewicz, A., Kiadaliri, A.A., und Englund, M. (2019): »Cause-specific mortality in osteoarthritis of peripheral joints«, *Osteoarthritis and Cartilage,* 27(6), Osteoarthritis Research Society International, Elsevier, Amsterdam.

Wilhelm, U. (2020): »Symptome und Diagnose von Arthrose«, https://www.planet-wissen.de/gesellschaft/krankheiten/

arthrose/arthrose-symptome-diagnose-100.html (Zugriff am 6.9.2021).

Zittlau, J. (2015): »Was Paracetamol, Ibuprofen & Co gefährlich macht«, https://www.welt.de/gesundheit/article146102233/Was-Paracetamol-Ibuprofen-Co-gefaehrlich-macht.html?wtrid=amp.article.free (Zugriff am 27.9.2021).

Zukunft-Huber, B. (2002): *Die ungestörte Entwicklung Ihres Babys. Wie Sie die natürliche Bewegung unterstützen und Fehlhaltungen vermeiden,* TRIAS Verlag, Thieme Gruppe, Stuttgart.

# Über den Autor

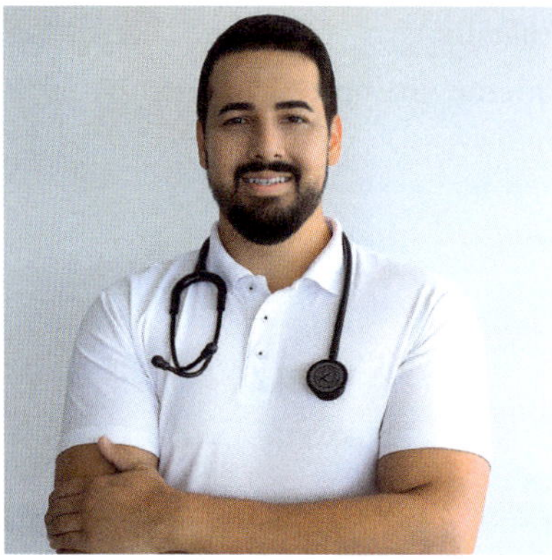

© Anastasia Kruk

**Alexander Srokovskyi,** bekannt aus Medien wie RTL, Tagesschau und Bild der Frau, ist ein führender Experte für innovative Therapieansätze. Als Inhaber mehrerer Praxen und Referent an Universitäten und Fortbildungsinstituten bringt er jahrelange Erfahrung in die Ausbildung von Ärzten, Therapeuten und Trainern ein. Mit Spezialisierungen in Sportphysiotherapie, Neuroathletik und evidenzbasierter Osteopathie verfolgt er das Ziel, eine neue Generation von Therapeuten auszubilden, die ihre Patientinnen und Patienten nachhaltig zu einem schmerzfreien Leben führen.

In seiner Kindheit selbst von einer schweren Skoliose betroffen, entwickelte Alexander eine besondere Leidenschaft für effektive, wissenschaftlich fundierte Methoden, die Menschen dabei unterstützen, Schmerzen zu überwinden und ihre Lebensqualität zu steigern. Diese persönlichen Erfahrungen und seine langjährigen Forschungsarbeiten fließen auch in sein aktuelles Buch ein, das Lesern zeigt, wie sie mit einfachen Techniken ein vitales und schmerzfreies Leben führen können.

Als Experte schreibt er für renommierte Verlage, internationale Zeitschriften und Fachmagazine. Seinen integrativen Ansatz zur Gesundheitsprävention referiert er regelmäßig auf internationalen Ärztekongressen sowie in Vorträgen für Politiker und medizinische Einrichtungen. Sein Schwerpunkt liegt dabei auf evidenzbasierter Gesundheitsvorsorge und dem richtigen Umgang mit Schmerzen.

Seit 2014 engagiert sich der Baden-Badener Familienvater für die medizinische Versorgung von Kriegsverletzten. Gemeinsam mit seiner Frau gründete er 2023 den „Schmerzfreie Zukunft Kinderstiftung e.V.“, mit dem er sich deutschlandweit für die Rückengesundheit von Schulkindern einsetzt.

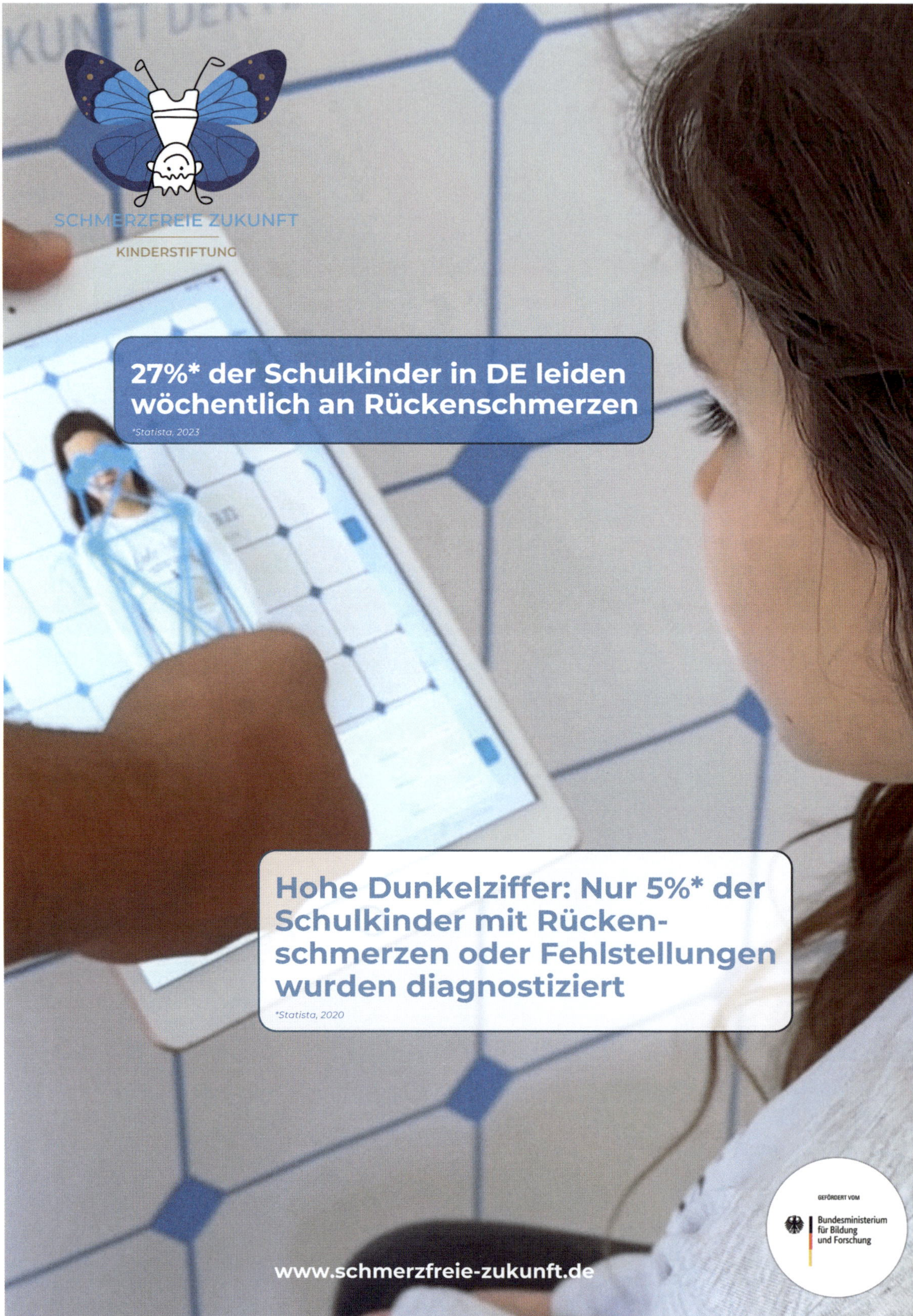
SCHMERZFREIE ZUKUNFT
KINDERSTIFTUNG
27%* der Schulkinder in DE leiden wöchentlich an Rückenschmerzen
*Statista, 2023
Hohe Dunkelziffer: Nur 5%* der Schulkinder mit Rücken-schmerzen oder Fehlstellungen wurden diagnostiziert
*Statista, 2020
www.schmerzfreie-zukunft.de
GEFÖRDERT VOM
Bundesministerium für Bildung und Forschung

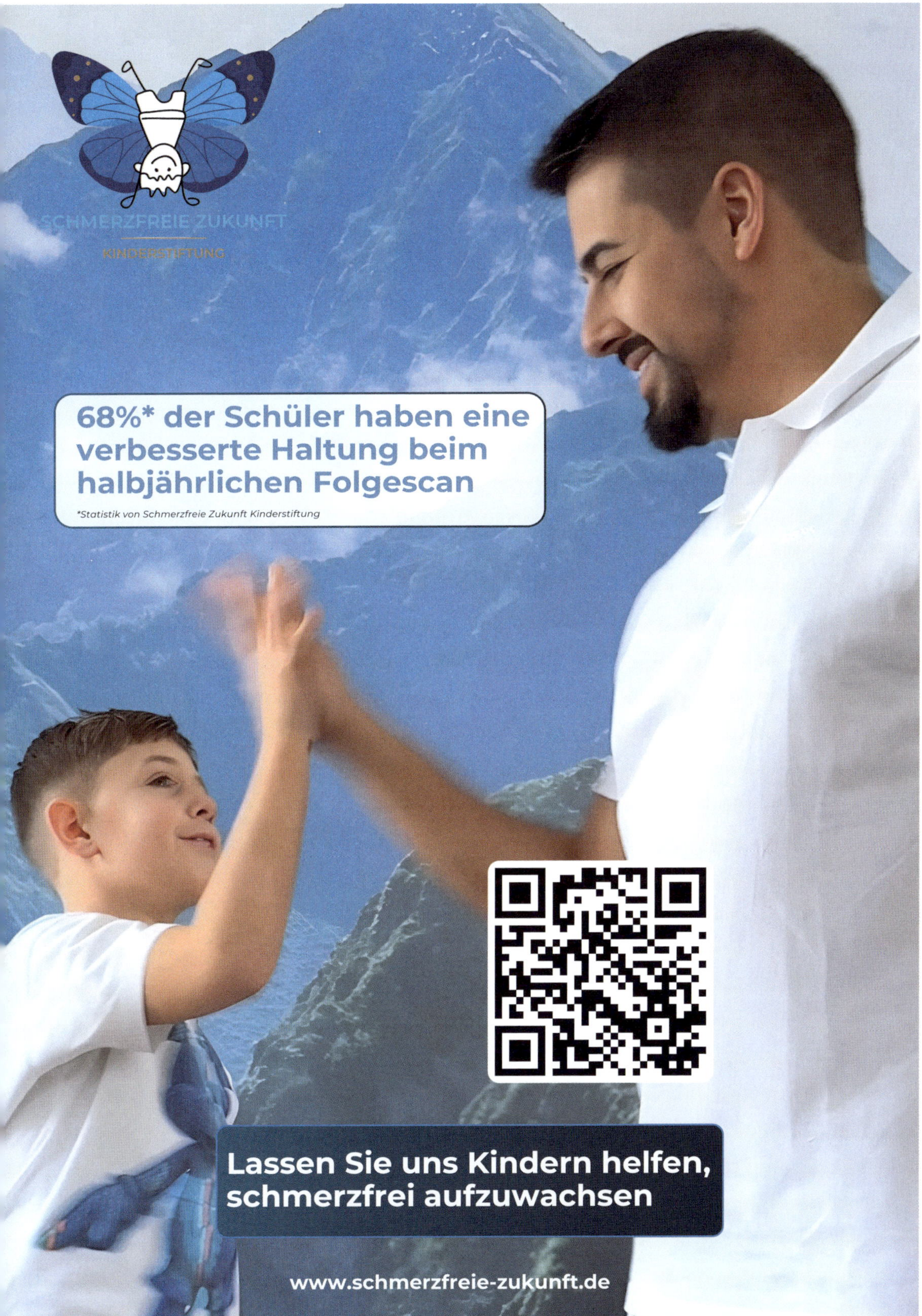

SCHMERZFREIE ZUKUNFT
KINDERSTIFTUNG
68%* der Schüler haben eine verbesserte Haltung beim halbjährlichen Folgescan
*Statistik von Schmerzfreie Zukunft Kinderstiftung
Lassen Sie uns Kindern helfen, schmerzfrei aufzuwachsen
www.schmerzfreie-zukunft.de

ForwardVerlag